JN260563

看護国試シリーズ

みるみるナーシング

基礎医学
第7版

医学評論社

＊正誤情報，発行後の法令改正，最新統計，ガイドラインの関連情報につきましては，弊社ウェブサイト（http://www.igakuhyoronsha.co.jp/）にてお知らせいたします。

＊本書の内容の一部あるいは全部を，無断で（複写機などいかなる方法によっても）複写・複製・転載すると，著作権および出版権侵害となることがありますのでご注意ください．

はじめに

「解剖と生理学がきらい」,「病理って分かりにくい」。よく看護学生さんから聞く言葉ですが,おそらくほとんどの学生さんが同じような意見をお持ちなのではないでしょうか。

看護師国家試験出題基準では『人体の構造と機能』,『疾病の成り立ちと回復の促進』を『必修問題』の次にもってきています。これは,嫌なことは早めに済まそう,というのではありません。病気やけがに悩む人たちを看護するためには,当然,どのように病気になっていくのかを知らなければ始まりません。つまり「汝の敵を知れ！」というやつです。しかも,異常を来した人間の身体を理解するのにはその正常な姿が分かっていないといけません。だから,早い段階でこの2つを学ぶ必要があるわけです。

本書に掲載した,いわゆる「基礎医学」系の問題はどのくらいの割合で出題されているのでしょうか。平成25年の第102回国試では39問でした。これは,必修問題,一般問題180問の約22％に当たります。しかし,基礎医学を踏破することは,この約40問の点数を確保する以上の付加価値をもたらします。なぜなら,成人看護学や状況設定問題などの臨床系の問題を解くためにも,この基礎医学の知識が役に立つことが多いからです。

本書は,このように大変重要な基礎医学のエッセンシャルポイントを短期間でマスターしてもらうことを目的として出版してきました。ポイントを絞った解説とイラストを上手に活用し,学習効果のアップをはかって下さい。

この第7版では,箇条書きにして,できるだけ文章を短くしました。文字も大きく読みやすくし,重要語句の赤字も厳選しています。

また,解説の合間に国試の既出問題を掲載しています。実際の国試では,どのような出題があったのか,すぐに分かるようにしてあります。解説を読んで理解につながっているかどうか,ご自身の力だめしに利用して下さい。なお,本書ではあえて古い年度の国試問題も載せています。というのは,基礎医学領域は医療技術の革新や医学的・社会的トレンドに影響されにくい分野だからです。要するに,大切なものは昔も今も変わらないということです。

この本によって,皆さんが基礎医学に興味と親しみをもち,国試のみならず臨床の場にも知識を役立てていただければうれしい限りです。

2014年1月
テコム編集委員会

本書の利用法

第1章 11 アシドーシス・アルカローシス

アシドーシスとアルカローシス

◆pHは水素イオン（H⁺）濃度を表す。
◆H⁺濃度が高くなる⇒pHは低くなる。
　∴アシドーシス　pH↓（H⁺濃度が高い）
　　アルカローシス　pH↑（H⁺濃度が低い）
◆成人のpH測定では動脈血を用いる。
◆動脈血pHの基準値：**7.35〜7.45**
◆pHの緩衝作用は主に**重炭酸系**によるところが大きい。
　　$H^+ + HCO_3^- \rightleftharpoons CO_2 + H_2O$
◆緩衝系は、増加したものを減らし、減少したものを増やして、
　元の状態に戻そうとする（ホメオスタシスを保つ）。

　　下表の①②③は、緩衝系の異常が起こる順番を示す。

> 記憶すべき重要語句を赤字で示しています。

| | 原因 | 肺で行う | | 腎で行う | | 解説 |
		H_2O ⇌ CO_2	H^+	+ HCO_3^-		
代謝性アシドーシス【1】	腎不全 1型糖尿病		→②	↓①		体内で酸の蓄積・産生が亢進（腎不全⇒リン酸、硫酸、インスリン不足⇒脂肪酸異化⇒ケト酸産生）
代謝性アシドーシス【2】	下痢 原発性副甲状腺機能亢進症		→②	↓③		㋐HCO_3^-再吸収障害。重症下痢で腸液を失う ㋑PTH↑によるHCO_3^-再吸収↓
代謝性アルカローシス【1】	重曹負荷		→②	↑③		HCO_3^-の投与
代謝性アルカローシス【2】	嘔吐（胃酸喪失） 肥厚性幽門狭窄		→②	↑③		H^+を失う。HClを失うので低クロール性アルカローシスとなる。
呼吸性アシドーシス	呼吸不全 低換気状態	↑① →②	↑②	↑③		CO_2 ⇒ $PaCO_2$
呼吸性アルカローシス	過換気症候群	↓① →②	↓②	↓③		CO_2 ⇒ $PaCO_2$

> イラストや図表をたくさん載せ、視覚で記憶できるようにしています。

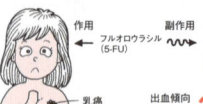

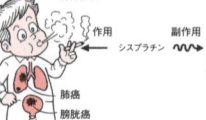

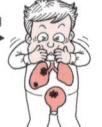

〔80〕の正解：3（1：視床下部，2：橋，4：低下）　〔81〕の正解：3（1：蒸発は盛んになる，2：関与する，4：汗のNaCl濃度は発汗速度によって異なるが，血液のNaCl濃度は一定である）　〔82〕の正解：1（2：骨格筋，3：直腸温，4：皮膚からの熱の放射（輻射熱））　〔83〕の正解：1（一般的に基礎代謝量は加齢に伴って低下する）

アシドーシス・アルカローシス

第2章 1 ビタミン

水溶性ビタミン

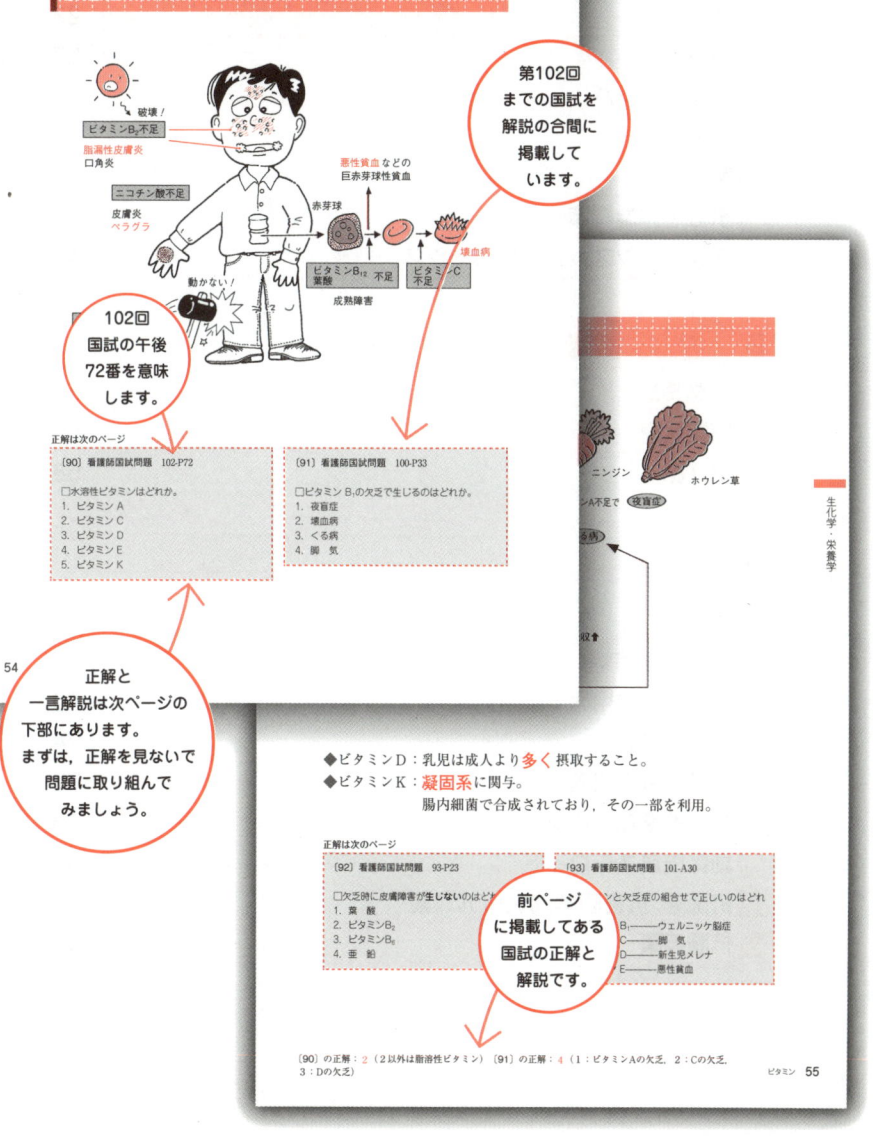

破壊！
ビタミンB₂不足
脂漏性皮膚炎
口角炎

ニコチン酸不足
皮膚炎
ペラグラ

動かない！

悪性貧血 などの
巨赤芽球性貧血
赤芽球
ビタミンB₁₂
葉酸
不足
ビタミンC
不足
壊血病
成熟障害

第102回までの国試を解説の合間に掲載しています。

102回 国試の午後72番を意味します。

正解は次のページ

[90] 看護師国試問題 102-P72
□水溶性ビタミンはどれか。
1. ビタミンA
2. ビタミンC
3. ビタミンD
4. ビタミンE
5. ビタミンK

[91] 看護師国試問題 100-P33
□ビタミンB₁の欠乏で生じるのはどれか。
1. 夜盲症
2. 壊血病
3. くる病
4. 脚気

正解と一言解説は次ページの下部にあります。まずは，正解を見ないで問題に取り組んでみましょう。

ニンジン　ホウレン草

A不足で　夜盲症

◆ビタミンD：乳児は成人より多く摂取すること。
◆ビタミンK：凝固系に関与。
　腸内細菌で合成されており，その一部を利用。

正解は次のページ

[92] 看護師国試問題 93-P23
□欠乏時に皮膚障害が生じないのはどれか
1. 葉酸
2. ビタミンB₂
3. ビタミンB₆
4. 亜鉛

[93] 看護師国試問題 101-A30
□　　　　　　　　　　と欠乏症の組合せで正しいのはどれか
B────ウェルニッケ脳症
────脚気
D────新生児メレナ
E────悪性貧血

前ページに掲載してある国試の正解と解説です。

[90] の正解：2（2以外は脂溶性ビタミン）　[91] の正解：4（1：ビタミンAの欠乏，2：Cの欠乏，3：Dの欠乏）

生化学・栄養学

ビタミン

CONTENTS

● 第1章　解剖・生理学

1	消化管	2
2	肝臓・胆嚢・膵臓	6
3	神　経	9
4	呼　吸	18
5	循　環	22
6	内分泌	27
7	血液・リンパ	32
8	骨格・筋	37
9	腎	41
10	水分・体温調節	44
11	アシドーシス・アルカローシス	49

● 第2章　生化学・栄養学

1	ビタミン	54
2	脂質代謝	56
3	糖代謝	58

● 第3章　薬理学

1	与　薬	62
2	神経系作用薬	65
3	循環器系作用薬	69
4	血液作用薬	74
5	呼吸器系作用薬	77
6	消化性潰瘍治療薬	79
7	副腎皮質ステロイド	81
8	抗菌薬, 抗真菌薬, 抗ウイルス薬	83
9	抗腫瘍薬	89

第4章　病理学

1. 創傷治癒と異物処理　94
2. 循環系障害　96
3. 浮腫　101
4. 炎症　103
5. 腫瘍　105
6. 肺癌　109
7. 消化管疾患　111
8. 黄疸　114
9. 肝硬変・肝癌　116
10. 泌尿器・生殖器　118
11. 脳腫瘍　122
12. 骨　124

第5章　微生物学

1. 細菌感染　128
2. グラム陰性菌群　130
3. グラム陽性菌群　133
4. 滅菌・消毒　136
5. 免疫　138
6. ウイルス　141
7. リケッチア・原虫　147

索引　151

1 解剖・生理学

1. 消化管 …………………………………… 2
2. 肝臓・胆嚢・膵臓 ……………………… 6
3. 神　経 …………………………………… 9
4. 呼　吸 …………………………………… 18
5. 循　環 …………………………………… 22
6. 内分泌 …………………………………… 27
7. 血液・リンパ …………………………… 32
8. 骨格・筋 ………………………………… 37
9. 腎 ………………………………………… 41
10. 水分・体温調節 ………………………… 44
11. アシドーシス・アルカローシス ……… 49

第1章 消化管

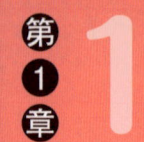

消化管の構造と機能

◆**耳下腺**：口腔内に開口し，**漿液性**（ムチン，アミラーゼを含む）の薄い**唾液**を分泌する。
◆食道：**気管の後ろ**にあり，**漿膜がない**（ゆえに癌が他臓器に浸潤しやすい）。

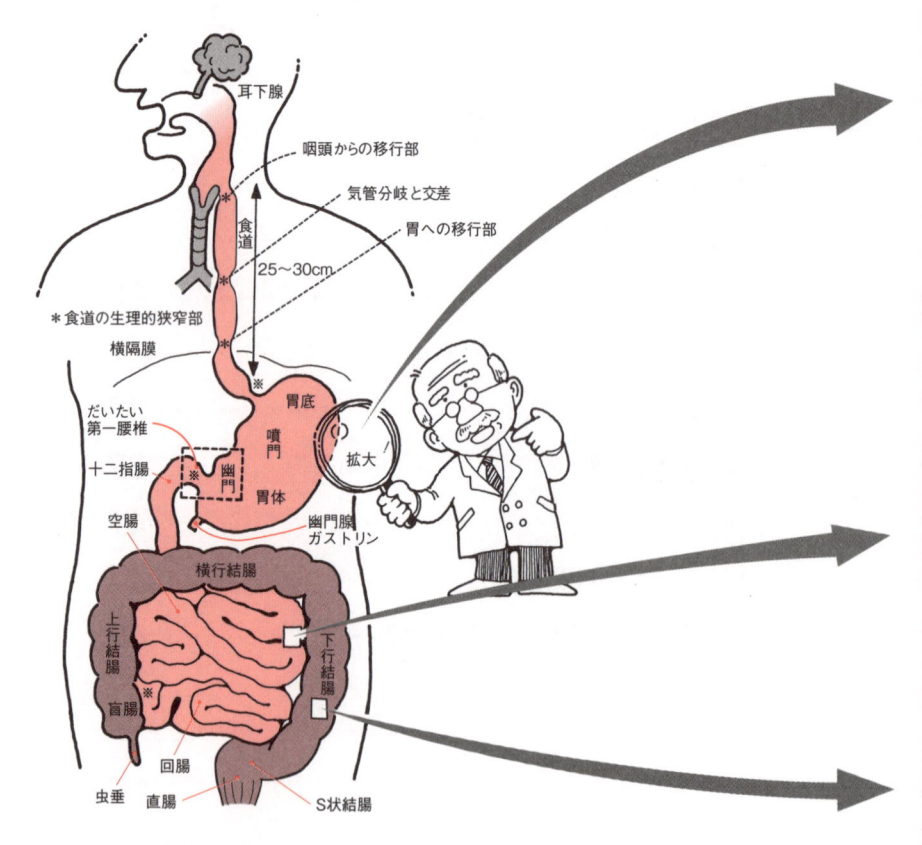

※食道下端には腹腔内圧による機能的噴門括約筋，幽門には輪状括約筋，回腸末端には回盲弁があり，逆流を防止している。

胃底腺の構造と胃液の働き

- 副細胞：粘液を分泌（粘膜の保護）
- 壁（傍）細胞：塩酸（胃酸）と内因子（ビタミンB_{12}の吸収に必要）を分泌
- 主細胞：ペプシノーゲンを分泌

ペプシノーゲン（不活型） →（塩酸で活性化）→ ペプシンに変換し，蛋白質を消化・分解（活性型）
胃液の至適pHは2

胃液の分泌

脳相の分泌：見る・嗅ぐ・聴く → 迷走神経刺激、ガストリン↑（幽門腺）

胃相の分泌：食物が胃に入る。

→ 胃液↑，塩酸↑，胃の運動↑

腸相の分泌：十二指腸に食塊が入る。→ 小腸ガストリン↑

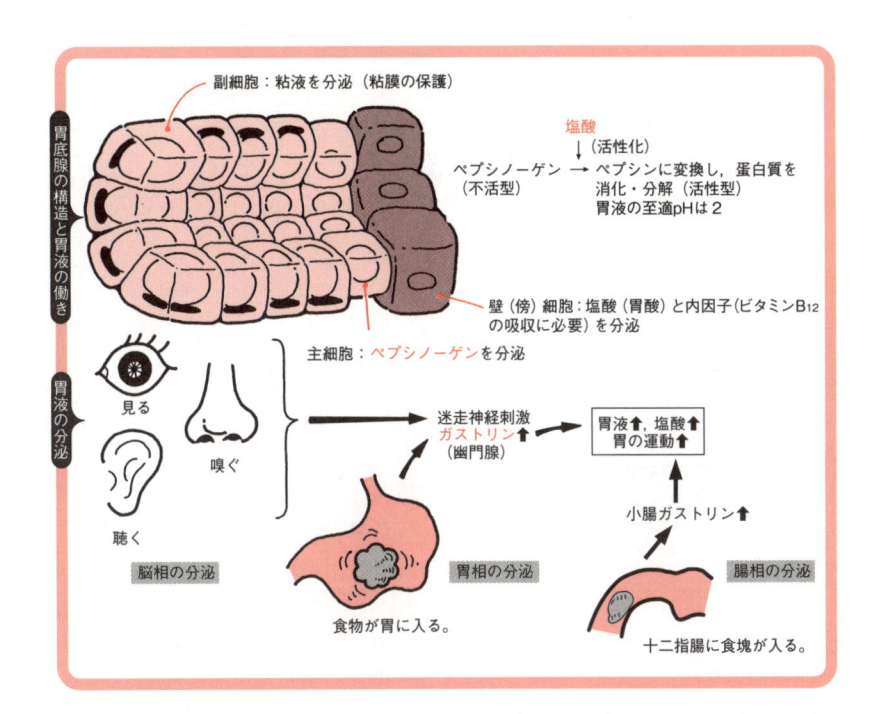

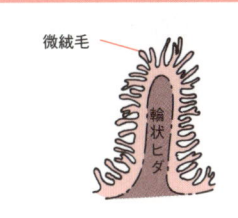

〈栄養素の吸収〉
- 栄養素は**小腸**で吸収される。
- 小腸の粘膜は表面積で吸収効率good。
（3大栄養素の消化については次ページ）

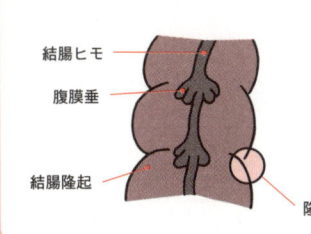

（微絨毛・輪状ヒダ）

- 結腸は**水の吸収**と**糞便の形成**

（結腸ヒモ・腹膜垂・結腸隆起）

隆起間のくびれは内腔へ半月ヒダとなって突出している。

3大栄養素の消化

◆**蛋白質**：胃液の**ペプシン**，膵液の**トリプシン**などで**アミノ酸**に分解される。
◆**脂　肪**：**膵リパーゼ**により分解される。
◆**炭水化物**：唾液の**アミラーゼ**で分解される。

正解は次のページ

〔1〕看護師国試問題　97-P12

□咀嚼で正しいのはどれか。
1. 唾液にはムチンが含まれている。
2. 咀嚼筋の不随意的収縮で行われる。
3. 舌の運動は三叉神経によって支配される。
4. 顎関節を形成するのは下顎骨と頬骨である。

〔2〕看護師国試問題　88-A3

□括約筋が存在するのはどれか。
1. 食道第2生理的狭窄部
2. 胃小弯部
3. 胃幽門
4. 空腸回腸移行部

〔3〕看護師国試問題　96-P12

□胃粘膜からの分泌物とその機能との組合せで正しいのはどれか。
1. 粘　液―――蛋白質の消化
2. 内因子―――胃粘膜の保護
3. ガストリン―――胃液の分泌抑制
4. 塩　酸―――ペプシノゲンの活性化

〔4〕看護師国試問題　83-A5

□胃液分泌について正しいのはどれか。
1. 塩酸は胃底腺の主細胞から分泌される。
2. パブロフの条件反射は交感神経を介して起こる。
3. 食物が胃に入ると幽門部からガストリンが分泌される。
4. セクレチンは胃液分泌を促進する。

正解は次のページ

〔5〕看護師国試問題 90-A12

□正しい組合せはどれか。
　　〈栄養素〉　〈消化液〉　〈消化酵素〉
1. 炭水化物──胃　液──プチアリン
2. ブドウ糖──胃　液──ペプシン
3. 脂　肪──膵　液──リパーゼ
4. 蛋白質──胆　汁──トリプシン

〔6〕看護師国試問題 98-P21

□食欲を促進するのはどれか。
1. 温熱環境
2. 胃壁の伸展
3. レプチンの分泌
4. 血中遊離脂肪酸の上昇

〔7〕看護師国試問題 97-P13

□排便のメカニズムで正しいのはどれか。
1. 横隔膜の挙上
2. 直腸内圧の低下
3. 内肛門括約筋の弛緩
4. 外肛門括約筋の収縮

---

〔1〕の正解：1（唾液の成分はムチンが最も多く次にアミラーゼが続く）　〔2〕の正解：3（幽門部では輪走筋が発達し括約筋となっている）　〔3〕の正解：4（ペプシノゲンは壁細胞から分泌された塩酸によって活性型ペプシンになる）　〔4〕の正解：3（迷走神経が刺激されてガストリンが分泌される）

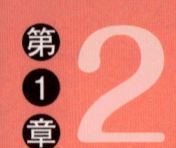

第1章 2 肝臓・胆嚢・膵臓

肝臓・胆嚢・膵臓の構造と機能

肝臓
◆肝門部には**固有肝動脈，門脈，肝管**がある。

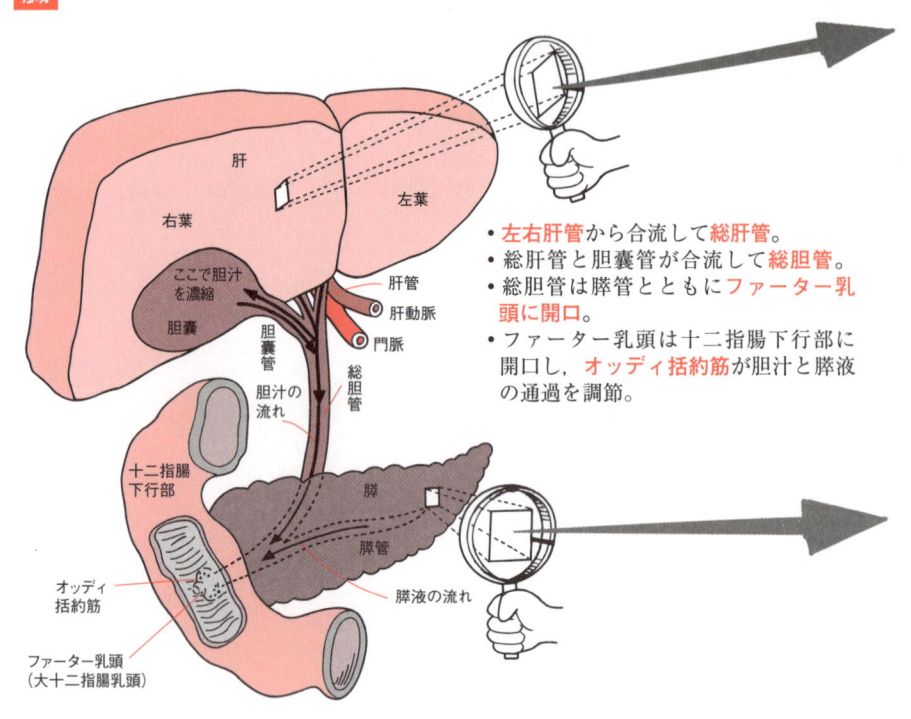

（図中ラベル：肝右葉，左葉，ここで胆汁を濃縮，胆嚢，肝管，肝動脈，門脈，胆嚢管，総胆管，胆汁の流れ，十二指腸下行部，オッディ括約筋，ファーター乳頭（大十二指腸乳頭），膵，膵管，膵液の流れ）

- **左右肝管**から合流して**総肝管**。
- 総肝管と胆嚢管が合流して**総胆管**。
- 総胆管は膵管とともに**ファーター乳頭に開口**。
- ファーター乳頭は十二指腸下行部に開口し，**オッディ括約筋**が胆汁と膵液の通過を調節。

胆嚢
◆肝臓で生成された胆汁が，胆嚢で**濃縮**され**貯留**される。
◆胆汁は**消化酵素を含まない**が，胆汁酸塩が脂肪を**乳化**して，吸収を助けている。

〔5〕の正解：3（1：唾液，2：蛋白質，4：脂肪）〔6〕の正解：4（飢餓状態では血中遊離脂肪酸が上昇する）〔7〕の正解：3（自律神経に支配されて排便の際に弛緩する）

毛細胆管　　肝細胞　　毛細血管

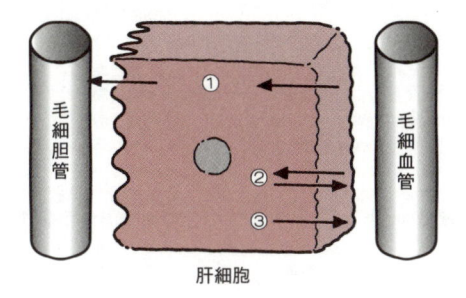

① ◆胆汁酸は**コレステロール**から作られる。
② ◆肝臓は吸収された**アミノ酸**を合成⇒**アルブミン，フィブリノーゲン**などの各種蛋白を作る。
③ ◆肝臓は蓄積した**グリコーゲン**を分解（必要に応じ）⇒**ブドウ糖**を作る。

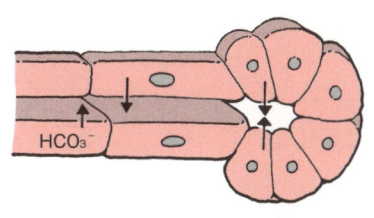

酵素↑←パンクレオザイミン
液量↑←セクレチン

導管上皮細胞　　腺房細胞

◆膵液は**HCO₃⁻**を含む**弱アルカリ性**の液体。
◆膵液に含まれる3大栄養素の消化酵素
　・トリプシン⇒**蛋白**　　・リパーゼ⇒**脂肪**
　・アミラーゼ⇒**炭水化物**
◆**パンクレオザイミン**の刺激で膵液の消化酵素が増加する。
◆**セクレチン**の刺激で分泌される膵液の消化酵素は少ない。

正解は次のページ

〔8〕看護師国試問題　87-A5

□正しいのはどれか。
1．肝門部では肝動脈，肝静脈および左右肝管が出入りする。
2．胆嚢は胆嚢管を介して膵管に合流する。
3．膵臓は下大静脈の腹側に位置する。
4．ファーター乳頭は十二指腸球部に開口する。

〔9〕看護師国試問題　85-A4

□後腹膜臓器はどれか。
1．胃
2．横行結腸
3．膵　臓
4．空　腸

〔10〕看護師国試問題　100-A85

□肝細胞で合成されるのはどれか。**2つ選べ**。
1．アルブミン
2．ガストリン
3．セクレチン
4．γ-グロブリン
5．コレステロール

〔11〕看護師国試問題　88-A11

□インスリン作用が低下したときに促進するのはどれか。
1．肝臓でのケトン体産生
2．肝臓でのグリコゲン合成
3．脂肪組織での脂肪合成
4．筋肉での蛋白合成

〔12〕看護師国試問題　102-A27

□脂肪を乳化するのはどれか。
1．胆汁酸塩
2．トリプシン
3．ビリルビン
4．リパーゼ

〔13〕看護師国試問題　90-A11

□膵液で正しいのはどれか。
1．ランゲルハンス島のβ細胞から分泌される。
2．強い酸性である。
3．糖質分解酵素は含まない。
4．分泌量はセクレチンで増加する。

3 神経

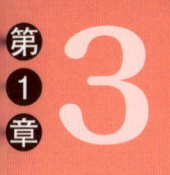

中枢神経

脳

◆**大脳**（終脳），**間脳**（視床，視床下部），**脳幹**（中脳，橋，延髄），**小脳**に分類される。
◆脳は外側から，皮膚⇒骨⇒**硬膜**⇒**クモ膜**⇒**軟膜**の順に覆われている。
◆クモ膜と軟膜の間（**クモ膜下腔**）は**脳脊髄液**で満たされている。

〔大　脳〕
◆右半球，左半球からなり，思考，運動などの高次機能を司る。
◆右利きの人は左半球，左利きの人は右半球が，優位半球といわれる。
◆前頭葉，頭頂葉，側頭葉，後頭葉に分けられる。
◆**前頭葉**：**思考**や**理性**を司る。**運動性言語中枢（ブローカ中枢）**が障害されると発語が困難になる。
◆**頭頂葉**：体性感覚野ともいわれ，全身からの**感覚情報**を処理する。
◆**側頭葉**：**記憶**や**人格**を司る。**感覚性言語中枢（ウェルニッケ中枢）**が障害されると言語の理解が困難になる。
◆**後頭葉**：視覚野ともいわれ，視神経からの**視覚情報**を処理する。

---

〔8〕の正解：3（1：肝静脈は肝臓の後上面から出て下大静脈へ注ぐ，2：胆嚢管は肝臓からの肝管と合流して総胆管となりファーター乳頭部から十二指腸へ開口している，4：ファーター乳頭は下行部下端に開口している）〔9〕の正解：3（腹膜腔より後方にある腎臓，副腎，膵臓などをいう）〔10〕の正解：1，5（ネフローゼ症候群では低アルブミン血症と脂質異常症を併発する）〔11〕の正解：1（インスリン作用低下⇒脂肪が分解⇒ケトン体が生成。インスリンはグルコースからグリコゲン合成を促進するため，作用が低下すれば合成は滞る）〔12〕の正解：1（脂肪の乳化に働きその吸収を助ける）〔13〕の正解：4（1：膵臓外分泌部から，2：アルカリ性，3：アミラーゼなどを含む）

〔間　脳〕
◆**視床，視床下部**からなり，自律神経の中枢といわれる。
◆**視床**：嗅覚以外のすべての感覚の中継路。
◆**視床下部**：**摂食**中枢や**体温**調節中枢などが存在する。

〔脳　幹〕
◆**中脳，橋，延髄**からなり，生命維持中枢といわれる。
◆**中脳**：姿勢制御などを司る。瞳孔反射などの中枢（脳神経Ⅲ，Ⅳ）もある。
◆**橋**：脳神経（Ⅴ，Ⅵ，Ⅶ，Ⅷ）の核がある。
◆**延髄**：呼吸，血圧，脈拍を調節。脳神経（Ⅸ，Ⅹ，Ⅺ，Ⅻ）の核がある。

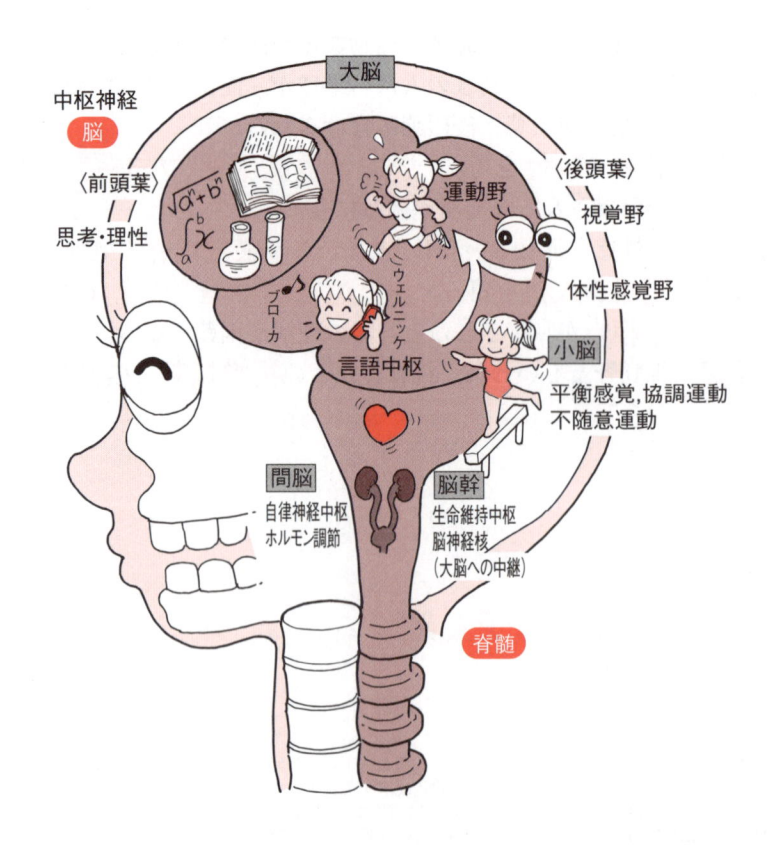

中枢神経
脳

〈前頭葉〉
思考・理性

大脳
運動野
ブローカ
ウェルニッケ
言語中枢

〈後頭葉〉
視覚野
体性感覚野

小脳
平衡感覚，協調運動
不随意運動

間脳
自律神経中枢
ホルモン調節

脳幹
生命維持中枢
脳神経核
（大脳への中継）

脊髄

〔小　脳〕
◆平衡感覚，不随意運動などを調節する。

脊　髄

◆脳と末梢を結ぶ重要な伝達路。
◆末梢から得た情報（感覚）を脳へ伝える**上行性伝導路**と，脳から末梢へ情報（運動）を伝える**下行性伝導路**からなる。

正解は次のページ

〔14〕看護師国試問題　93-P6

□中枢神経系を保護する組織で正しいのはどれか。
1．髄膜は外側から硬膜，軟膜，クモ膜の順である。
2．軟膜下は脳脊髄液で満たされている。
3．脳脊髄液は脳室の脈絡叢から分泌される。
4．脳脊髄液はリンパ管に吸収される。

〔15〕看護師国試問題　95-P5

□中枢神経系で正しいのはどれか。
1．大脳の表面は白質と黒質とからなる。
2．小脳の下端に下垂体が位置する。
3．脳幹は延髄と脊髄とからなる。
4．間脳は視床と視床下部とからなる。

〔16〕看護師国試問題　97-A14

□言語中枢があるのはどれか。
1．大　脳
2．小　脳
3．橋
4．延　髄

〔17〕看護師国試問題　86-A7

□誤っている組合せはどれか。
1．脳幹網様体――嘔吐中枢
2．視床下部――食欲中枢
3．延　髄――呼吸中枢
4．中　脳――対光反射中枢

〔18〕看護師国試問題　97-P6

□脊髄で正しいのはどれか。
1．小脳に連なる。
2．脊柱管内にある。
3．2層の膜で保護されている。
4．第10胸椎の高さで終わる。

末梢神経

脳神経

◆脳から直接出ている末梢神経。**左右12対**ある。

Ⅰ	嗅神経	嗅覚	Ⅶ	顔面神経	顔面筋運動・味覚・唾液分泌
Ⅱ	視神経	視覚	Ⅷ	内耳神経	聴覚・平衡感覚
Ⅲ	動眼神経	眼球運動	Ⅸ	舌咽神経	咽頭筋運動・味覚・唾液分泌
Ⅳ	滑車神経	眼球運動	Ⅹ	迷走神経	咽喉頭の運動と知覚・内臓知覚
Ⅴ	三叉神経	咀嚼運動・顔面知覚	Ⅺ	副神経	僧帽筋と胸鎖乳突筋の運動
Ⅵ	外転神経	眼球運動	Ⅻ	舌下神経	舌筋運動

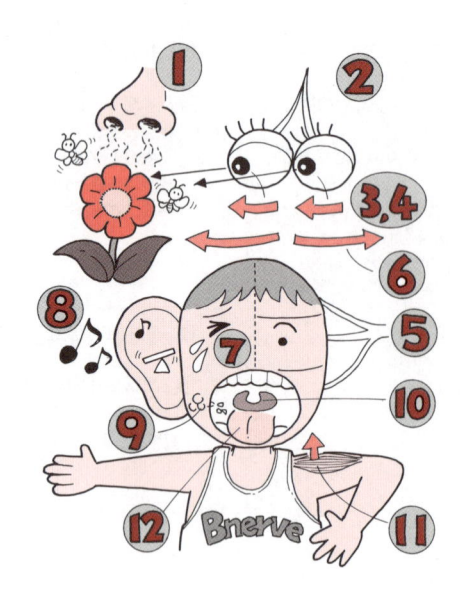

〔14〕の正解：3（1：外側から硬膜，クモ膜，軟膜，2：脳脊髄液はクモ膜下腔を満たす，4：クモ膜顆粒から硬膜静脈洞（上矢状静脈洞など）に排出される）〔15〕の正解：4（1：灰白質からなる，2：間脳（視床下部）の下端に位置する，3：中脳と橋と延髄からなる）〔16〕の正解：1（ブローカ中枢は前頭葉に，ウェルニッケ中枢は側頭葉）〔17〕の正解：1（嘔吐中枢は延髄にある）〔18〕の正解：2（1：延髄に連なる，3：3層の膜である髄膜で包まれている，4：第1腰椎で終わる）

〔迷走神経〕
◆脳神経の一つで，**咽喉頭**の運動や知覚を司る。
◆**声帯**を支配して発声に働く反回神経を出している。
◆自律神経（**副交感**神経）線維を含む。
◆心臓・気管支・食道などの胸部臓器や腹部臓器（骨盤部を除く）に分布している。

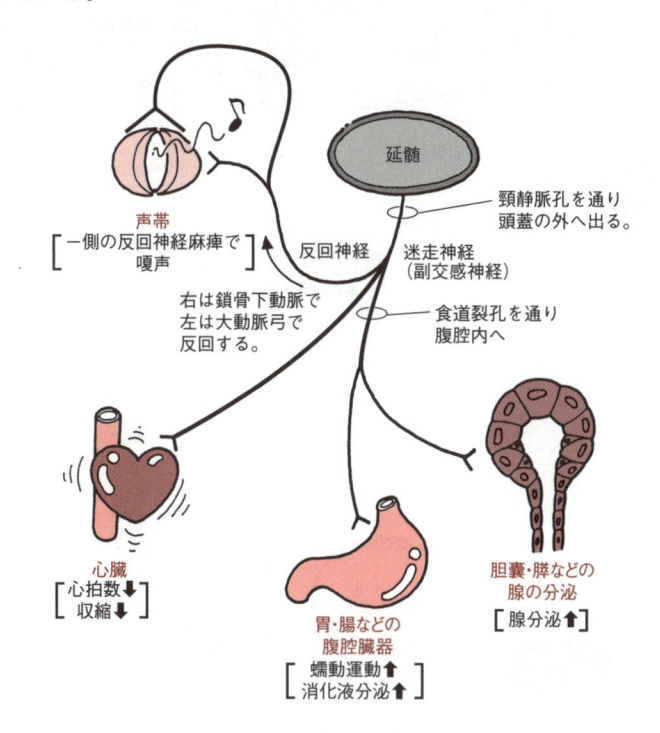

声帯
[一側の反回神経麻痺で嗄声]
反回神経
右は鎖骨下動脈で左は大動脈弓で反回する。

延髄
頸静脈孔を通り頭蓋の外へ出る。
迷走神経（副交感神経）
食道裂孔を通り腹腔内へ

心臓
[心拍数↓ 収縮↓]

胃・腸などの腹腔臓器
[蠕動運動↑ 消化液分泌↑]

胆嚢・膵などの腺の分泌
[腺分泌↑]

脊髄神経

◆頸神経**8対**，胸神経**12対**
　腰神経**5対**，仙骨神経**5対**　｝ 計**31対**からなる
　尾骨神経**1対**
◆**前根**（**運動根**）と**後根**（**知覚根**）が結合⇒椎間孔から出る⇒再び前枝と後枝に分かれて脊髄と体の各部をつなぐ。

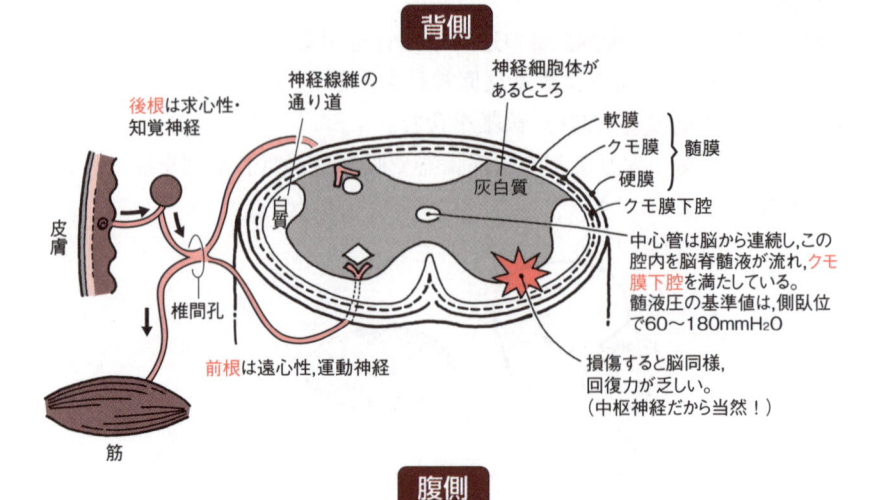

背側

- 後根は求心性・知覚神経
- 神経線維の通り道
- 神経細胞体があるところ
- 軟膜 ┐
- クモ膜 ├ 髄膜
- 硬膜 ┘
- 白質
- 灰白質
- クモ膜下腔
- 皮膚
- 椎間孔
- 前根は遠心性,運動神経
- 筋

中心管は脳から連続し,この腔内を脳脊髄液が流れ,クモ膜下腔を満たしている。髄液圧の基準値は,側臥位で60〜180mmH$_2$O

損傷すると脳同様,回復力が乏しい。（中枢神経だから当然！）

腹側

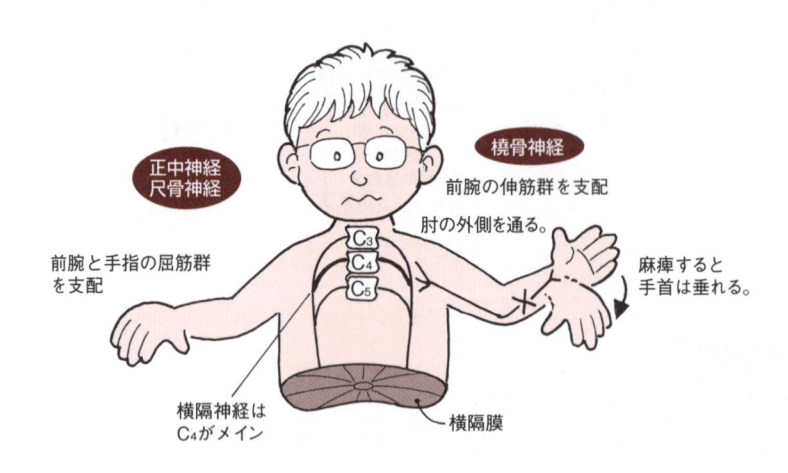

- 正中神経 尺骨神経
- 前腕と手指の屈筋群を支配
- 橈骨神経
- 前腕の伸筋群を支配
- 肘の外側を通る。
- 麻痺すると手首は垂れる。
- 横隔神経はC$_4$がメイン
- 横隔膜

C$_3$ / C$_4$ / C$_5$

> **体性神経，自律神経**

◆末梢神経は**体性神経**と**自律神経**にも分けられる。

〔体性神経〕
◆皮膚などから感覚を伝える感覚神経。
◆骨格筋を動かす命令を伝える運動神経。

〔自律神経〕
◆**意思とは無関係**に働き，内臓や血管などの臓器をコントロールする。
◆**交感神経**：**活動期**（緊張時）の働きが優位になる。
◆**副交感神経**：**休息期**（リラックス時）に働きが優位になる。

	交感神経	副交感神経
心拍	促進	抑制
末梢血管	収縮	拡張
気道	拡張	収縮
瞳孔	散瞳	縮瞳
消化管	運動抑制	運動促進
腺分泌＊	抑制	促進

＊ここでいう腺分泌は涙腺と唾液腺のことである。汗腺はこれらとは反対に㊤→促進，㊥→抑制となる。

解剖・生理学

神経

神経伝達物質

◆神経と神経は，**シナプス**を介して連絡し，**神経伝達物質**がシナプス間隙に放出されることで情報が伝えられる。

〔ノルアドレナリン〕
　交感神経の**節後線維と各器官の間**の情報を伝達。

〔アセチルコリン〕
◆**副交感神経**の**節後線維と各器官**，あるいは**節前線維と節後線維の間**の情報を伝達。
◆交感神経の節前線維と節後線維の間の情報を伝達。
◆**運動神経**の伝達物質でもある。

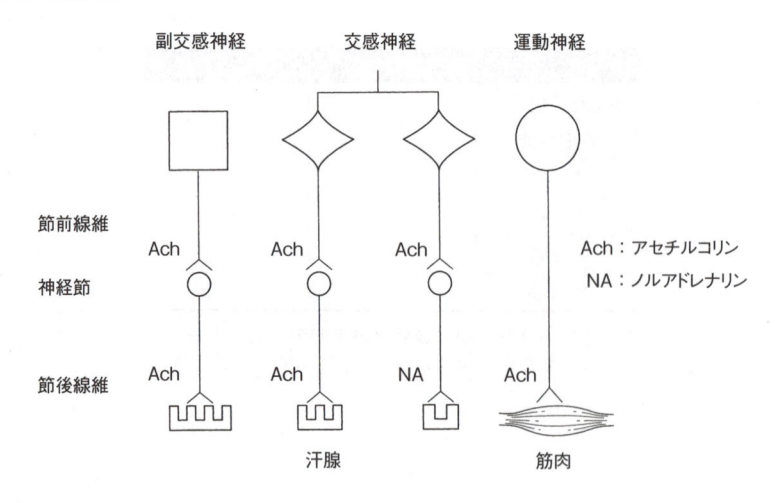

```
          副交感神経      交感神経        運動神経
節前線維
              Ach        Ach    Ach      Ach：アセチルコリン
神経節                                    NA：ノルアドレナリン
節後線維      Ach        Ach    NA       Ach
                                ↓         ↓
                               汗腺       筋肉
```

正解は次のページ

〔19〕看護師国試問題　97-P7
□末梢神経とその作用の組合せで正しいのはどれか。
1．橈骨神経————母指の屈曲
2．尺骨神経————手関節の背屈
3．坐骨神経————大腿の伸展
4．腓骨神経————足の背屈

〔20〕看護師国試問題　102-P81
□副交感神経系の作用はどれか。**2つ選べ**。
1．瞳孔の散大
2．発汗の促進
3．心拍数の低下
4．気管支の拡張
5．消化液の分泌亢進

正解は次のページ

〔21〕看護師国試問題 98-A19

□神経伝達物質でカテコールアミンはどれか。
1．ドパミン
2．セロトニン
3．γ-アミノ酪酸
4．アセチルコリン

〔22〕看護師国試問題 90-A7

□正しい組合せはどれか。
〈感覚〉　〈受容器〉　〈求心性神経〉
1．味覚────味蕾────舌下神経
2．聴覚────蝸牛管───滑車神経
3．視覚────視神経乳頭──視神経
4．平衡感覚──前庭器官──内耳神経

〔23〕看護師国試問題 92-A7

□「両眼を強く閉じて下さい」と言うと図のような表情になった。
異常のある神経はどれか。
1．動眼神経
2．三叉神経
3．外転神経
4．顔面神経

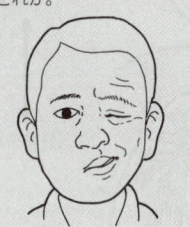

〔24〕看護師国試問題 92-A24

□指のしびれと痛みで手根管症候群と診断された場合，図のどの部分に障害がみられるか。
1．ア
2．イ
3．ウ
4．エ

〔19〕の正解：4（1：橈骨神経は母指の伸展，2：橈骨神経，3：坐骨神経は股関節の伸展，4：足の背屈は前脛骨筋（総腓骨神経支配）による）〔20〕の正解：3，5（1・2・4は交感神経の作用）

解剖・生理学

神経　17

第1章 4 呼　吸

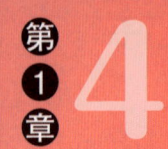

気管・気管支・肺の構造

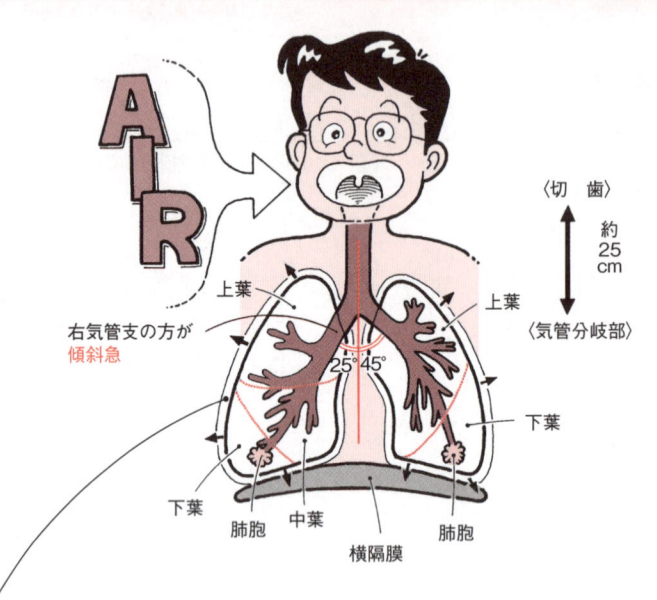

〈切歯〉
約25cm
〈気管分岐部〉

右気管支の方が傾斜急

上葉　上葉
下葉
下葉　中葉　肺胞
肺胞
横隔膜
25° 45°

- ◆胸膜腔は常に**陰圧**。
- ◆胸膜腔には呼吸運動の摩擦防止のための**漿液**が入っている。
- ◆**右肺＝3葉，左肺＝2葉**。
- ◆左肺より**右肺の方がやや大きい**。
- ◆肺の栄養動脈は**気管支動脈**。
- ◆気道粘膜は**線毛細胞＋杯細胞**。

正解は次のページ

〔25〕看護師国試問題　100-P27

□気管支の構造で正しいのはどれか。
1．左葉には3本の葉気管支がある。
2．右気管支は左気管支よりも長い。
3．右気管支は左気管支よりも直径が大きい。
4．右気管支は左気管支よりも分岐角度が大きい。

〔21〕の正解：1（ドパミンはアドレナリンなどとともにカテコールアミンに属する）〔22〕の正解：4（1：顔面神経や舌咽神経，2：内耳神経のうちの蝸牛神経，3：視細胞で感受）〔23〕の正解：4（表情筋のうちの眼輪筋の麻痺であり，顔面神経障害による眼輪筋麻痺）〔24〕の正解：2（1：尺骨神経の支配領域，2：正中神経が手首で圧迫・障害されるため，手掌と第1〜3指，第4指の橈側半分の知覚障害がみられる，3・4：橈骨神経障害）

正解は次のページ

[26] 看護師国試問題 82-A41

□正しいのはどれか。
1. 気管の粘膜上皮は重層扁平上皮である。
2. 気管支粘膜は鞭毛で覆われている。
3. 無気肺の呼吸機能は回復不可能である。
4. 肺気腫は閉塞性換気障害を示す。

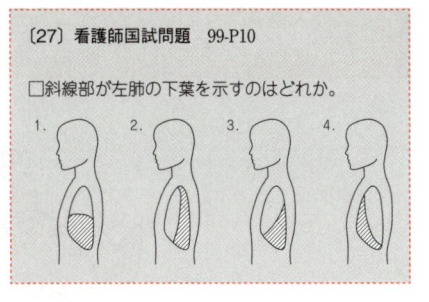

[27] 看護師国試問題 99-P10

□斜線部が左肺の下葉を示すのはどれか。

肺気量

◆肺の容積を**肺気量**という。
◆肺気量は**スパイログラム**で示される。
　・**肺活量**＝1回換気量＋予備吸気量＋予備呼気量
　・**全肺気量**＝肺活量＋残気量

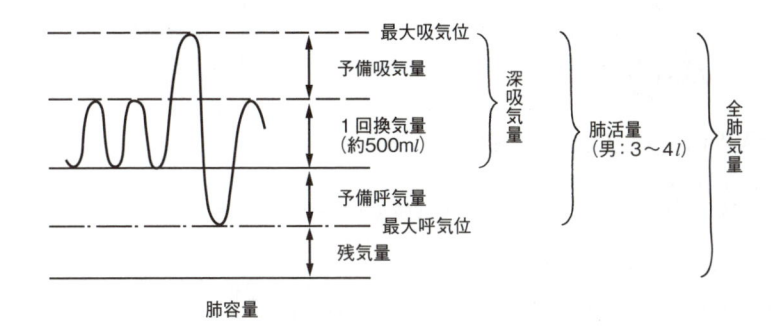

[25] の正解：3（1：左葉は2本）

主な呼吸型と病的呼吸

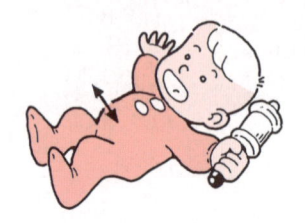

新生児は腹式呼吸。

呼吸困難が激しいとき，上半身を起こして行う呼吸
⇒起坐呼吸（心臓病患者に多い）

加齢に伴い，残気量が増大。

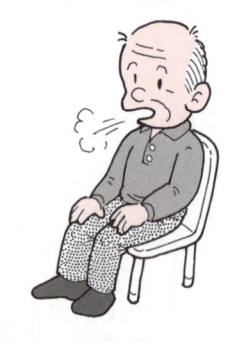

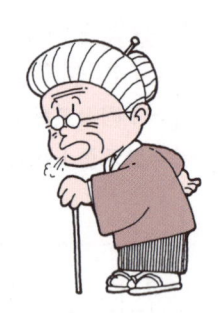

正常呼吸

クスマウル呼吸：深くて速い呼吸。
高度の代謝性アシドーシスでみられる。

ビオー呼吸：深い，浅いの変化に乏しい。
中枢神経障害でみられる。

〔26〕の正解：4（1・2：線毛上皮と杯細胞，3：原因をとり除けば軽快する）〔27〕の正解：3（左肺は斜裂によって2葉に分かれる）

正解は次のページ

〔28〕看護師国試問題　101-P27

□全肺気量の計算式を示す。
　　肺活量＋□＝全肺気量
　　□に入るのはどれか。
1．残気量
2．予備吸気量
3．1回換気量
4．予備呼気量

〔29〕看護師国試問題　99-P78

□呼吸で正しいのはどれか。**2つ選べ。**
1．内呼吸は肺で行われる。
2．呼気では CO_2 濃度が O_2 濃度よりも高い。
3．吸気時には外肋間筋と横隔膜筋とが収縮する。
4．呼吸を調節する神経中枢は橋と延髄とにある。
5．呼吸の中枢化学受容体は主に動脈血酸素分圧に反応する。

〔30〕看護師国試問題　97-P11

□呼吸で正しいのはどれか。
1．横隔膜は吸気時に収縮する。
2．睡眠時の呼吸は随意運動である。
3．最大呼気時の機能的残気量は0になる。
4．動脈血酸素分圧は肺胞内酸素分圧に等しい。

〔31〕看護師国試問題　98-A25

□呼吸困難を訴える患者で呼吸音に左右差を認める場合，可能性が高いのはどれか。
1．肺気腫
2．自然気胸
3．間質性肺炎
4．気管支喘息

〔32〕看護師国試問題　97-A98

□拘束性換気障害を起こす疾患はどれか。
1．喘息
2．肺気腫
3．肺線維症
4．慢性気管支炎

〔33〕看護師国試問題　99-A77

□肺活量の低下は著しくないが，1秒率が低下するのはどれか。
1．肺塞栓症
2．肺線維症
3．気管支喘息
4．重症筋無力症
5．過換気症候群

〔34〕看護師国試問題　91-A24

□過換気症候群の症状と病態との組合せで正しいのはどれか。
1．呼吸困難――動脈血の炭酸ガス分圧の低下
2．失神発作――脳血流量の増加
3．テタニー症状――血中カルシウムの増加
4．手足のしびれ――アシドーシス

第1章 5 循環

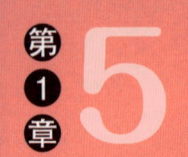

心臓の構造

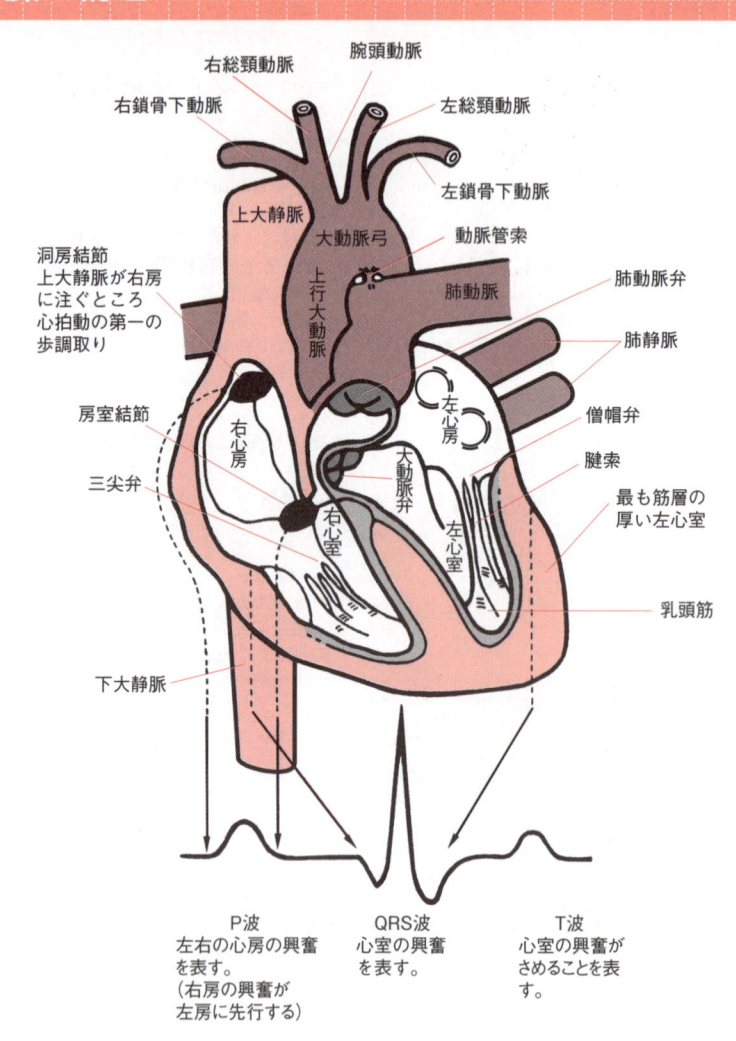

右総頚動脈
腕頭動脈
右鎖骨下動脈
左総頚動脈
左鎖骨下動脈
上大静脈
大動脈弓
動脈管索
洞房結節
上大静脈が右房に注ぐところ
心拍動の第一の歩調取り
上行大動脈
肺動脈
肺動脈弁
肺静脈
房室結節
左心房
僧帽弁
三尖弁
右心房
大動脈弁
腱索
右心室
左心室
最も筋層の厚い左心室
乳頭筋
下大静脈

P波
左右の心房の興奮を表す。
（右房の興奮が左房に先行する）

QRS波
心室の興奮を表す。

T波
心室の興奮がさめることを表す。

〔28〕の正解：1（肺活量に残気量を加えた量が肺内に入る最大の空気量（全肺気量））〔29〕の正解：3，4（1：毛細血管と細胞間で，2：呼気の内訳はO_2（約16.5％），CO_2（約3.8％），5：CO_2分圧に反応）〔30〕の正解：1（1：横隔膜は吸気時に収縮し，腹腔側（下方）に押し下げられる，2：呼吸中枢による，4：肺胞内＞動脈血）〔31〕の正解：2（自然気胸の多くは一側性）〔32〕の正解：3（1・2・4：閉塞性換気障害（1秒率が70％以下に低下して換気障害を起こす））〔33〕の正解：3（気道の狭窄・閉塞＝閉塞性換気障害⇒呼気の排出速度低下⇒1秒率の低下）〔34〕の正解：1（2：脳血流量の低下，3：血中カルシウムの低下，4：アルカローシス）

心臓弁

上からみた心臓の弁

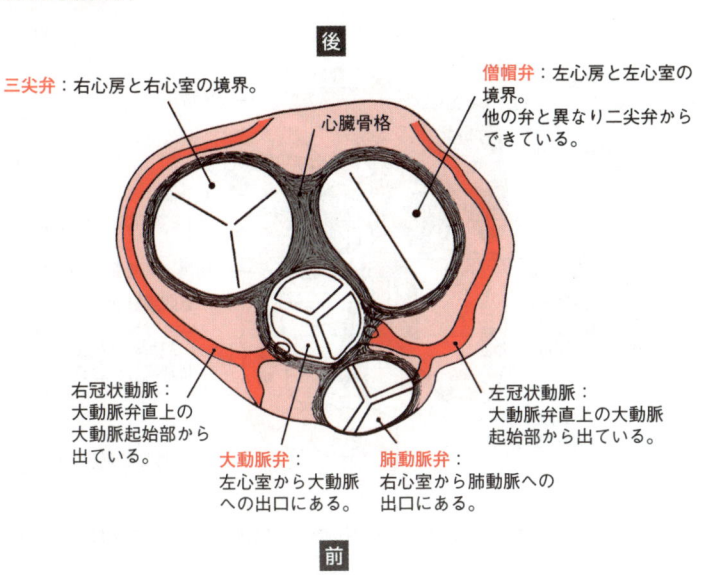

後

三尖弁：右心房と右心室の境界。

心臓骨格

僧帽弁：左心房と左心室の境界。他の弁と異なり二尖弁からできている。

右冠状動脈：大動脈弁直上の大動脈起始部から出ている。

左冠状動脈：大動脈弁直上の大動脈起始部から出ている。

大動脈弁：左心室から大動脈への出口にある。

肺動脈弁：右心室から肺動脈への出口にある。

前

◆**4つの心臓弁**はほぼ**同一の平面上**に存在している。
◆心臓骨格という結合組織が**弁平面**に位置している。
◆**右心系**の弁は左心系の弁より**前方**に位置している。

正解は次のページ

〔35〕看護師国試問題　93-P3

□心音で正しいのはどれか。
1．Ⅰ音は心室が拡張し始めるときに生じる。
2．Ⅰ音は僧帽弁と三尖弁とが開く音である。
3．Ⅱ音は心室が収縮し始めるときに生じる。
4．Ⅱ音は大動脈弁と肺動脈弁とが閉じる音である。

〔36〕看護師国試問題　83-A1

□正しいのはどれか。
1．心拍リズムは房室結節のリズムで支配される。
2．眼球を強く圧迫すると頻脈になる。
3．心拍出量は左心室が1分間に送り出す血液量である。
4．心係数は心拍量を体重（kg）で除すことにより算出される。

動　脈

腹部への主要ルート

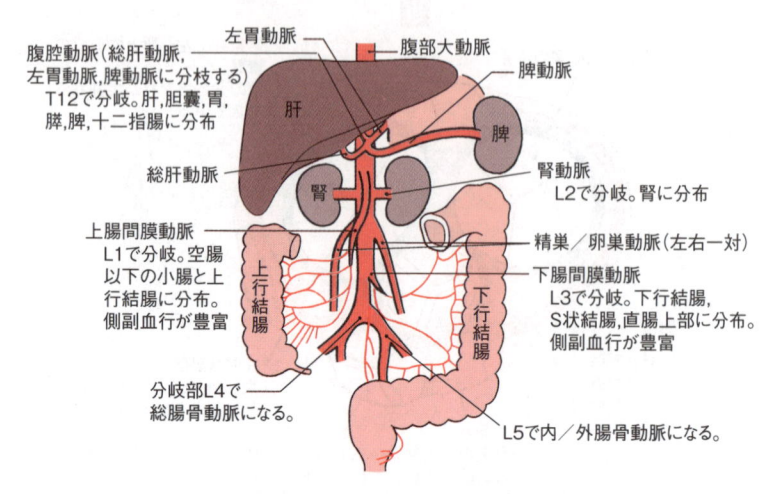

図中ラベル:
- 腹腔動脈（総肝動脈,左胃動脈,脾動脈に分枝する）T12で分岐。肝,胆嚢,胃,膵,脾,十二指腸に分布
- 左胃動脈
- 腹部大動脈
- 肝
- 脾動脈
- 脾
- 総肝動脈
- 腎
- 腎動脈　L2で分岐。腎に分布
- 上腸間膜動脈　L1で分岐。空腸以下の小腸と上行結腸に分布。側副血行が豊富
- 上行結腸
- 下行結腸
- 精巣／卵巣動脈（左右一対）
- 下腸間膜動脈　L3で分岐。下行結腸,S状結腸,直腸上部に分布。側副血行が豊富
- 分岐部L4で総腸骨動脈になる。
- L5で内／外腸骨動脈になる。

※腹部大動脈は腹腔動脈,上腸間膜動脈,腎動脈,下腸間膜動脈の順序で分岐

脳への主要ルート

◆脳に血液を送る動脈は**内頸動脈**と**椎骨動脈**。
◆椎骨動脈は**鎖骨下動脈**から分岐。
◆左右の**椎骨動脈**は合して1本の**脳底動脈**となり,再び2本に分かれて**後大脳動脈**になる。
◆内頸動脈は**前**および**中大脳動脈**となる。
◆**大脳動脈輪（ウィリス動脈輪）**は内頸動脈系と椎骨動脈系を連結している。

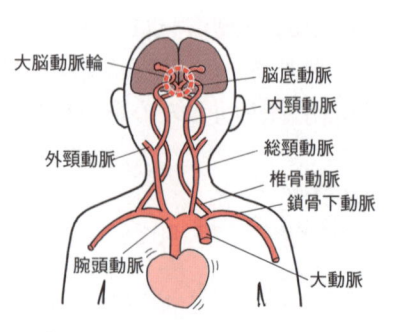

図中ラベル:
- 大脳動脈輪
- 脳底動脈
- 内頸動脈
- 外頸動脈
- 総頸動脈
- 椎骨動脈
- 鎖骨下動脈
- 腕頭動脈
- 大動脈

〔35〕の正解：4（1：Ⅲ音の説明，2：開く音でなく閉じる音）　〔36〕の正解：3（1：洞房結節，2：迷走神経が刺激され心拍動が減少して血圧が下がる，4：心係数＝心拍出量÷体表面積）

門脈系

◆門脈は**脾静脈**，**上腸間膜静脈**，**下腸間膜静脈**から構成される。

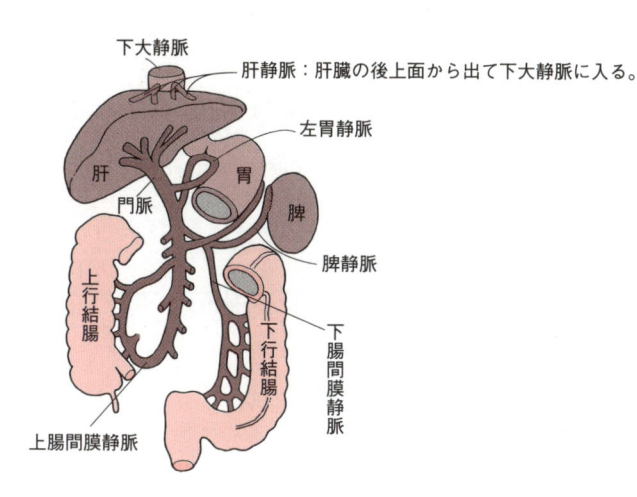

解剖・生理学

図中ラベル：
- 下大静脈
- 肝静脈：肝臓の後上面から出て下大静脈に入る。
- 左胃静脈
- 肝
- 胃
- 脾
- 門脈
- 脾静脈
- 上行結腸
- 下行結腸
- 下腸間膜静脈
- 上腸間膜静脈

正解は次のページ

---

〔37〕看護師国試問題　97-P5

□動脈で正しいのはどれか。
1．骨格筋の収縮は動脈の血流を助けている。
2．内膜，中膜および外膜のうち中膜が最も厚い。
3．逆流を防ぐ弁が備わっている。
4．大動脈は弾性線維が乏しい。

〔38〕看護師国試問題　90-A4

□冠状動脈で正しいのはどれか。
1．大動脈から3本の冠状動脈が出る。
2．冠状動脈は大動脈弁の直下から出る。
3．前下行枝は左冠状動脈から分かれる。
4．左冠状動脈の閉塞で下壁梗塞をきたす。

循環

正解は次のページ

〔39〕看護師国試問題 84-A46

□血管について**誤っている**のはどれか。
1. 動脈の壁は内膜・中膜・外膜の3層からなる。
2. 静脈は動脈と同じ層構造をもつ。
3. 毛細血管の壁は単層の内皮細胞からなる。
4. 動脈が毛細血管を経て静脈と交通することを動静脈吻合という。

〔40〕看護師国試問題 101-P10

□児の卵円孔の位置で正しいのはどれか。
1. 右心房と左心房の間
2. 右心室と左心室の間
3. 大動脈と肺動脈の間
4. 門脈と下大静脈の間

〔41〕看護師国試問題 90-A2

□循環経路で正しいのはどれか。
1. 椎骨動脈→ウィリス動脈輪→外頸静脈
2. 上腸間膜静脈→門　脈→肝動脈
3. 肺静脈→肺動脈→左心房
4. 食道静脈→奇静脈→上大静脈

〔42〕看護師国試問題 98-A18

□胎児で酸素飽和度の最も高い血液が流れているのはどれか。
1. 門脈
2. 臍動脈
3. 臍静脈
4. 下大静脈

〔37〕の正解：2（1：静脈の血流，3：弁は静脈にある，4：平滑筋に乏しく弾性線維に富む）〔38〕の正解：3（1：左右1対，2：大動脈弁の直上から，4：前壁梗塞）

第1章 6 内分泌

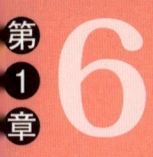

内分泌①

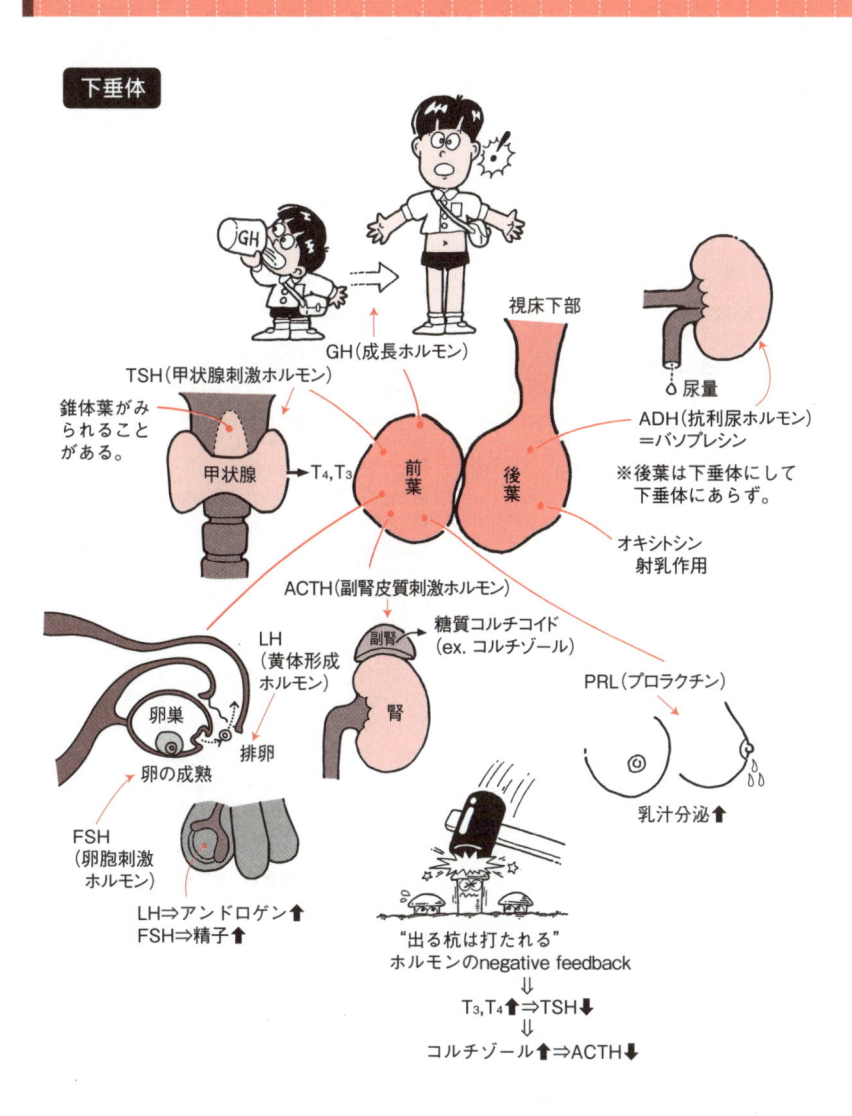

下垂体

- GH(成長ホルモン)
- TSH(甲状腺刺激ホルモン) → 甲状腺 → T₄, T₃
  - 錐体葉がみられることがある。
- 視床下部
- 前葉／後葉
- ADH(抗利尿ホルモン)＝バソプレシン → 尿量
- ※後葉は下垂体にして下垂体にあらず。
- オキシトシン 射乳作用
- ACTH(副腎皮質刺激ホルモン) → 副腎 → 糖質コルチコイド (ex. コルチゾール)
- LH(黄体形成ホルモン) → 卵巣 → 排卵
- 卵の成熟
- FSH(卵胞刺激ホルモン)
- LH⇒アンドロゲン↑
- FSH⇒精子↑
- PRL(プロラクチン) → 乳汁分泌↑

"出る杭は打たれる"
ホルモンのnegative feedback
T₃, T₄↑ ⇒ TSH↓
コルチゾール↑ ⇒ ACTH↓

---

〔39〕の正解：4（毛細血管を経ないで交通すること）〔40〕の正解：1（下大静脈からの血液の大半は、右心房から卵円孔を通り左心房に流れる）〔41〕の正解：4（奇静脈は上大静脈に流れ込み、左右の肋間静脈や食道静脈が流入する）〔42〕の正解：3（臍静脈は胎盤からの血液を胎児体内に送り込む血管）

【後葉ホルモン】
- ADH ⇒ 集合管から水再吸収 ⬆
- オキシトシン ⇒ 子宮収縮
  ⇘ 射乳

【前葉ホルモン】
- GH ⇒ 身長 ⬆
- TSH ⇒ 甲状腺ホルモン（T_3, T_4）⬆
- ACTH ⇒ コルチゾール（副腎皮質から）⬆
- LH ⇒ ♂：アンドロゲン（男性ホルモン）⬆
  ⇘ ♀：排卵 ⬆
- FSH ⇒ ♂：精子の成熟 ⬆
  ⇘ ♀：卵子の成熟 ⬆

正解は次のページ

---

〔43〕看護師国試問題　101-P28

□ホルモンと産生部位の組合せで正しいのはどれか。
1. エリスロポエチン―――腎　臓
2. アドレナリン―――――副腎皮質
3. 成長ホルモン―――――視床下部
4. レニン――――――――膵　臓

---

〔44〕看護師国試問題　90-A8

□ホルモンと分泌刺激因子との組合せで正しいのはどれか。
1. 抗利尿ホルモン
　　　　　　―――レニン・アンギオテンシン
2. コルチコステロイド
　　　　　　―――副腎皮質刺激ホルモン
3. サイロキシン（T_4）―――カルシトニン
4. アルドステロン―――――血漿浸透

---

〔45〕看護師国試問題　99-A2

□ストレス下で分泌されるホルモンはどれか。
1. カルシトニン
2. アドレナリン
3. バソプレシン
4. エリスロポエチン

---

〔46〕看護師国試問題　101-P29

□抗利尿ホルモン〈ADH〉について正しいのはどれか。
1. 尿細管における水分の再吸収を抑制する。
2. 血漿浸透圧によって分泌が調節される。
3. 飲酒によって分泌が増加する。
4. 下垂体前葉から分泌される。

---

〔47〕看護師国試問題　101-A29

□AはBの分泌を刺激するホルモンであると仮定する。
　ネガティブ・フィードバック機構を表すのはどれか。
1. Bの増加によってAの分泌が増加する。
2. Bの増加によってAの分泌が減少する。
3. Bの減少によってAの分泌が減少する。
4. Bの変化はAの分泌に影響を及ぼさない。

---

〔48〕看護師国試問題　100-A28

□ホルモンとその作用の組合せで正しいのはどれか。
1. 成長ホルモン―――血糖値の上昇
2. バソプレシン―――尿量の増加
3. コルチゾール―――血中カリウム値の上昇
4. アンギオテンシンⅡ―――血管の拡張

内分泌②

甲状腺

甲状軟骨の下方にある嚥下運動の際に動く。

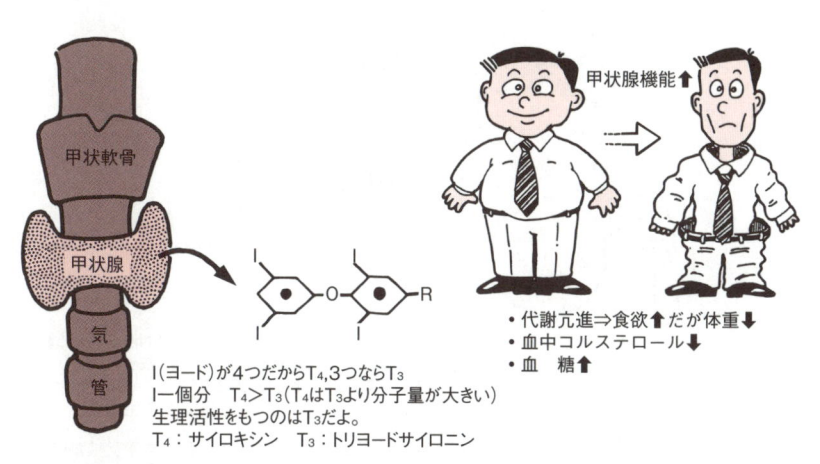

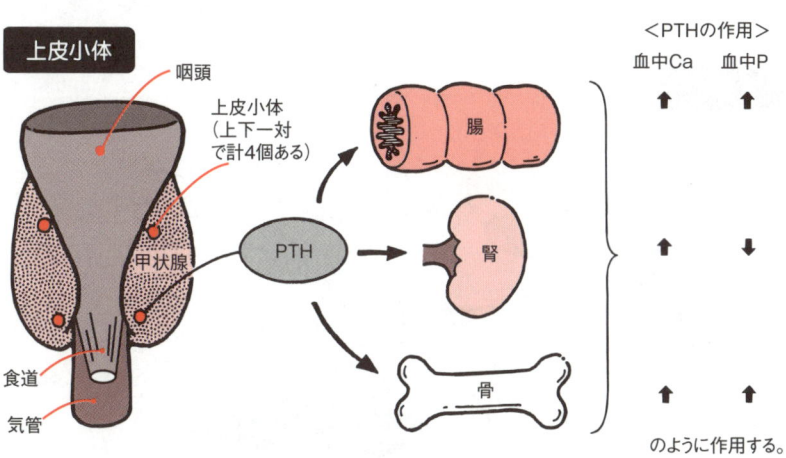

- 代謝亢進⇒食欲↑だが体重↓
- 血中コルステロール↓
- 血糖↑

I（ヨード）が4つだからT_4、3つならT_3
I一個分　$T_4 > T_3$（T_4はT_3より分子量が大きい）
生理活性をもつのはT_3だよ。
T_4：サイロキシン　T_3：トリヨードサイロニン

上皮小体

〈PTHの作用〉
　　　血中Ca　血中P
腸　　↑　　　↑
腎　　↑　　　↓
骨　　↑　　　↑
のように作用する。

PTH（副甲状腺ホルモン）↑⇒血清Caの増加

---

〔43〕の正解：1（2：副腎髄質、3：下垂体前葉、4：腎臓（傍糸球体装置の顆粒細胞））〔44〕の正解：2（1：血漿の浸透圧、3：甲状腺刺激ホルモン（TSH）、4：レニン⇒アンギオテンシン⇒アルドステロン）〔45〕の正解：2（アドレナリンやコルチゾールは抗ストレスホルモンとも呼ばれる）〔46〕の正解：2（1：水再吸収を促進、3：飲酒で分泌抑制、4：下垂体後葉）〔47〕の正解：2（Aの刺激により分泌が増加したBが、Aの分泌量を減少させる）〔48〕の正解：1（1：このほか、代謝促進、恒常性維持などの作用をもつ、2：尿量減少、3：血中カリウム値低下、4：血管収縮）

副腎

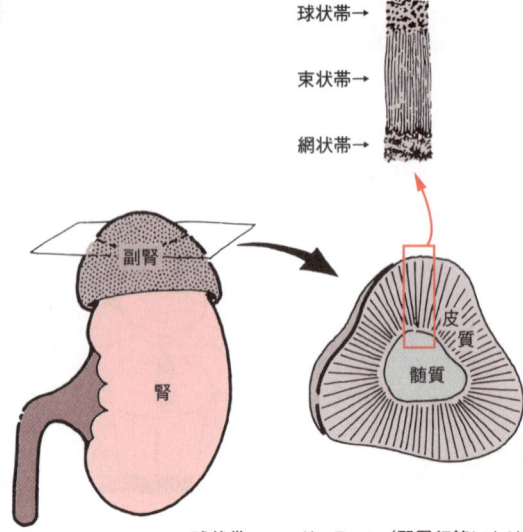

球状帯→
束状帯→
網状帯→

副腎
腎
皮質
髄質

皮質 { 球状帯　アルドステロン（腎尿細管におけるNa, 水吸収⬆）
　　　 束状帯　コルチゾール（抗アレルギー作用, 抗炎症作用）
　　　 網状帯　アンドロゲン（性ホルモン）

副腎皮質ステロイドはコレステロールを基質として生合成。

髄質　アドレナリン（強心作用, 代謝亢進作用, 気管支拡張作用）
　　　 ノルアドレナリン（血管収縮作用⇒血圧上昇）

膵

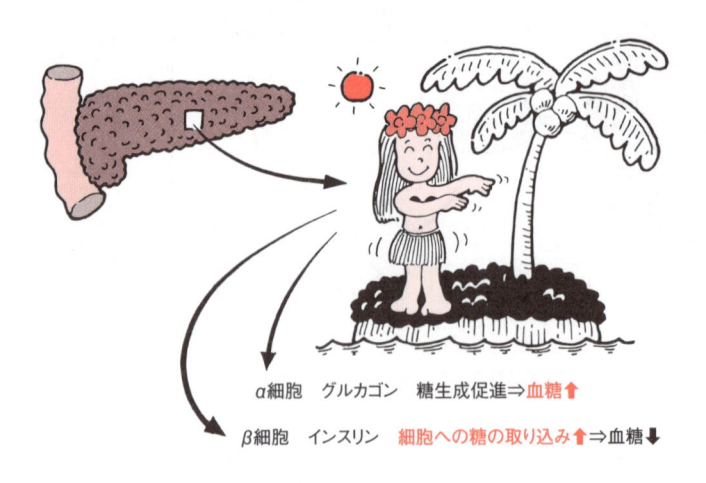

α細胞　グルカゴン　糖生成促進⇒血糖⬆
β細胞　インスリン　細胞への糖の取り込み⬆⇒血糖⬇

正解は次のページ

〔49〕看護師国試問題　102-P26

□血中カルシウム濃度を上昇させるホルモンを分泌する器官はどれか。
1．副甲状腺
2．甲状腺
3．下垂体
4．副　腎

〔50〕看護師国試問題　97-A42

□原発性上皮小体（副甲状腺）機能亢進症で正しいのはどれか。
1．骨量は増加する。
2．血中リン値は上昇する。
3．血中カルシウム値は低下する。
4．尿中カルシウム排泄量は増加する。

〔51〕看護師国試問題　100-A83

□甲状腺機能亢進症の症状はどれか。
1．眉弓部の膨隆
2．眼瞼下垂
3．テタニー
4．動　悸
5．便　秘

〔52〕看護師国試問題　99-P14

□低血糖によって分泌が促進されるのはどれか。
1．アルドステロン
2．テストステロン
3．甲状腺ホルモン
4．副腎皮質刺激ホルモン

〔53〕看護師国試問題　97-P10

□副腎髄質ホルモンの作用で正しいのはどれか。
1．抗炎症作用がある。
2．気管支を拡張する。
3．血糖値を低下させる。
4．血中カリウム値を低下させる。

〔54〕看護師国試問題　101-A15

□昇圧作用があるのはどれか。
1．インスリン
2．ワルファリン
3．アドレナリン
4．ニトログリセリン

第1章 7 血液・リンパ

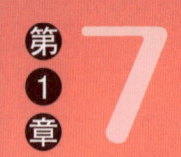

血液・リンパ系の構造と機能

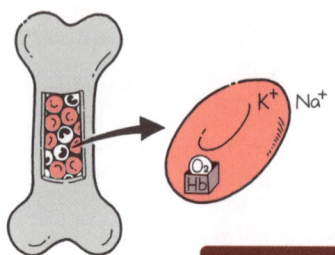

骨髄

- 造血幹細胞からすべての血球（**赤血球**，**白血球**，**血小板**など）が産生。
- 骨髄は造血作用を一生もち続ける。

Hbの親和性 CO＞O_2＞H

- **ナトリウム**は**血漿中**に，**カリウム**は**赤血球内**（**細胞内**）に多く含まれる。
- 血液中の赤血球の寿命は約120日。
- 基準値は，男性**410〜610万/μl**，女性**380〜530万/μl**。

---

〔49〕の正解：1（副甲状腺から出るパラソルモンは各臓器でカルシウム取り込みに働く）〔50〕の正解：4（1：骨量は減少，4：副甲状腺ホルモン（PTH）は，血中カルシウム⬆︎⇒尿中カルシウム⬆︎となる）〔51〕の正解：4（1：成長ホルモン過剰の作用，3：低カルシウム血症の症状，4：このほか，心房細動，食欲亢進，体重減少など，5：下痢）〔52〕の正解：4（副腎皮質刺激ホルモン（ACTH）は糖質コルチコイド分泌亢進に働く）〔53〕の正解：2（1・4：副腎皮質ホルモンの作用，2：カテコールアミンが気管支にあるβ_2受容体を刺激⇒気管支拡張，3：血糖値⬆︎）〔54〕の正解：3（3：交感神経に作用し心拍数と心収縮力，心拍出量を増加させる，4：血管拡張⇒血圧⬇︎）

胸腺

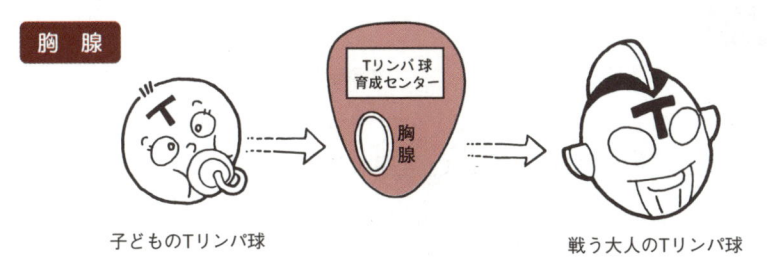

子どものTリンパ球 → Tリンパ球育成センター 胸腺 → 戦う大人のTリンパ球

◆胸腺は免疫系の主要な器官。
◆胸腺の中でリンパ芽球から**成熟T細胞**にまで育成される。
◆大人になったTリンパ球は侵入してきた敵と直接戦う（**細胞性免疫**）。

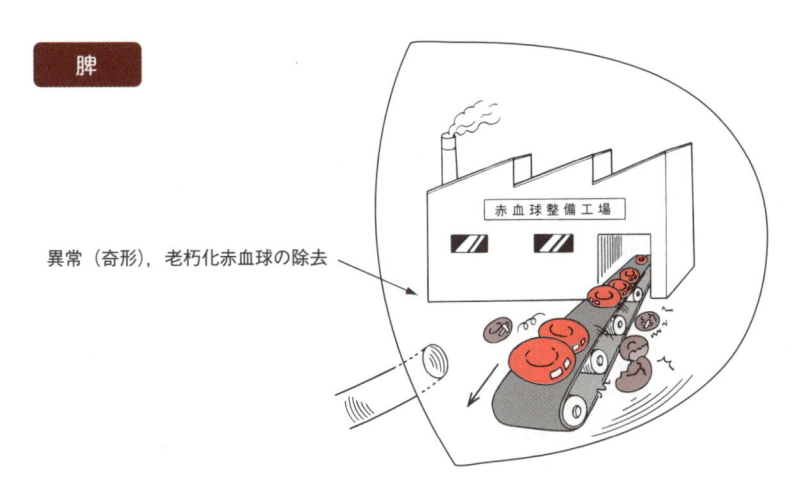

脾

異常（奇形），老朽化赤血球の除去
赤血球整備工場

◆脾臓は**胎生期には主として赤血球をつくる**。
◆**脾機能が亢進**⇒赤血球，白血球，血小板は**減少**。

正解は次のページ

---

[55] 看護師国試問題　87-A3

□造血について**誤っている**のはどれか。
1. 造血幹細胞からすべての血球が産生される。
2. 造血は骨髄の脂肪髄で盛んに行われる。
3. 顆粒球コロニー刺激因子は好中球の産生を促進する。
4. 胎児では肝臓でも造血が行われる。

[56] 看護師国試問題　92-A9

□血液による二酸化炭素の運搬で最も多いのはどれか。
1. そのままの形で血漿中に溶解する。
2. 赤血球のヘモグロビンと結合する。
3. 重炭酸イオンになり血漿中に溶解する。
4. 炭酸水素ナトリウムになり血漿中に溶解する。

リンパ

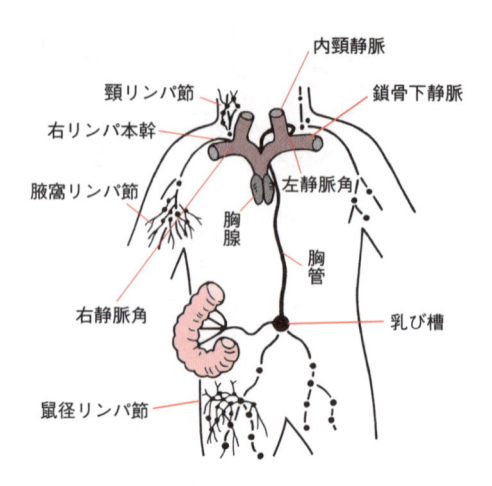

◆**腹部と腸のリンパ本幹**が合わさって，**乳び槽**を形成。
◆乳び槽からのリンパ幹は大動脈裂孔を通って**胸管**となる。
◆胸管は**左静脈角**（内頸静脈と鎖骨下静脈の合流角）に注ぐ。
◆**右リンパ本幹は右上半身のリンパ液**を集めて右静脈角に注ぐ。
◆腸管内には，小腸で吸収した脂質が入っている⇒リンパ液は乳白色。

正解は次のページ

〔57〕看護師国試問題　101-A76

□脾機能亢進症でみられる所見はどれか。
1. 貧血
2. 低血糖
3. 発汗過多
4. 血小板数の増加
5. 低カリウム血症

〔58〕看護師国試問題　101-A27

□リンパ系について正しいのはどれか。
1. リンパ管には弁がない。
2. 吸収された脂肪を輸送する。
3. 胸管は鎖骨下動脈に合流する。
4. リンパの流れは動脈と同方向である。

〔55〕の正解：2（造血は赤色骨髄で行われる）　〔56〕の正解：3（血液中のO_2は65％が重炭酸イオンのかたちで運搬される）

正解は次のページ

[59] 看護師国試問題 83-A17

□リンパ球について正しいのはどれか。
1. B細胞は胸腺由来である。
2. 形質細胞はB細胞から分化する。
3. T細胞は骨髄芽細胞から分化する。
4. T細胞は免疫グロブリンを産生する。

[60] 看護師国試問題 91-A5

□下肢からのリンパの流れが減少するのはどれか。
1. 仰臥位から立位になったとき
2. 下肢を遠位から近位にマッサージしたとき
3. 下肢の静脈弁が閉鎖不全を起こしたとき
4. 散歩程度の運動をしたとき

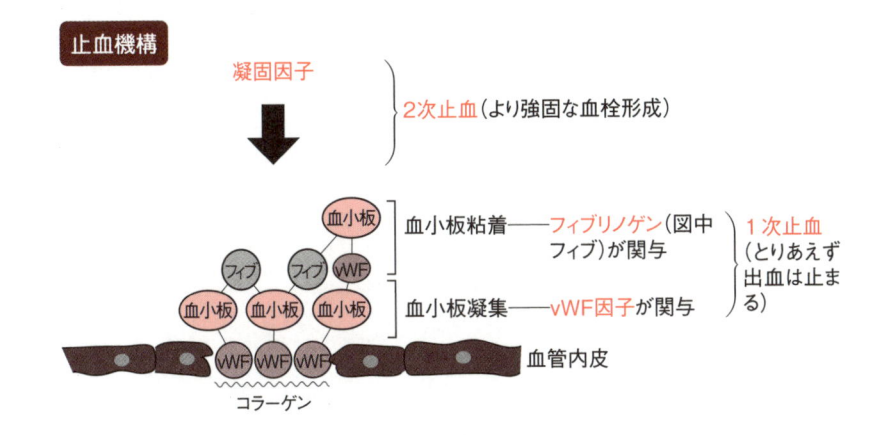

解剖・生理学

止血機構

凝固因子 → 2次止血（より強固な血栓形成）

血小板粘着 ── フィブリノゲン（図中フィブ）が関与
血小板凝集 ── vWF因子が関与

1次止血（とりあえず出血は止まる）

血管内皮 / コラーゲン

血管内皮が破れると**コラーゲン**がむきだし
↓
コラーゲンにvWF（von Willebrand因子）がくっつき，
これに**血小板**がくっつく⇒**血小板凝集**
↓
血小板同士をフィブリノゲンが架橋⇒**血小板粘着** ＝ ここまでが**1次止血**
↓
凝固因子が関与
↓
血栓を強固にする＝これを**2次止血**という

[57]の正解：1（1：脾臓の働きは赤血球を破壊して除去することのため亢進状態では貧血になる，4：血小板は減少する） [58]の正解：2（3：鎖骨下静脈と合流）

血液・リンパ

正解は次のページ

〔61〕看護師国試問題 96-A11

□血液凝固に関連するのはどれか。
1．ヘモグロビン
2．フィブリノゲン
3．マクロファージ
4．エリスロポエチン

〔62〕看護師国試問題 91-A4

□血液の凝固過程でビタミンKによって促進されるのはどれか。
1．血小板の凝集
2．血清カルシウムのイオン化
3．プロトロンビンの生成
4．フィブリノーゲンの生成

〔63〕看護師国試問題 94-A11

□血小板の機能はどれか。
1．抗体産生
2．浸透圧調節
3．酸素運搬
4．血液凝固

〔59〕の正解：2（1：T細胞のこと，3：リンパ芽球から分化，4：B細胞（形質細胞）のこと）
〔60〕の正解：1（1：重力の影響を受けやすいため，2・4：流れはよくなる）

第1章 8 骨格・筋

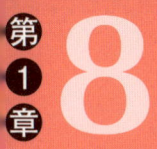

骨格系

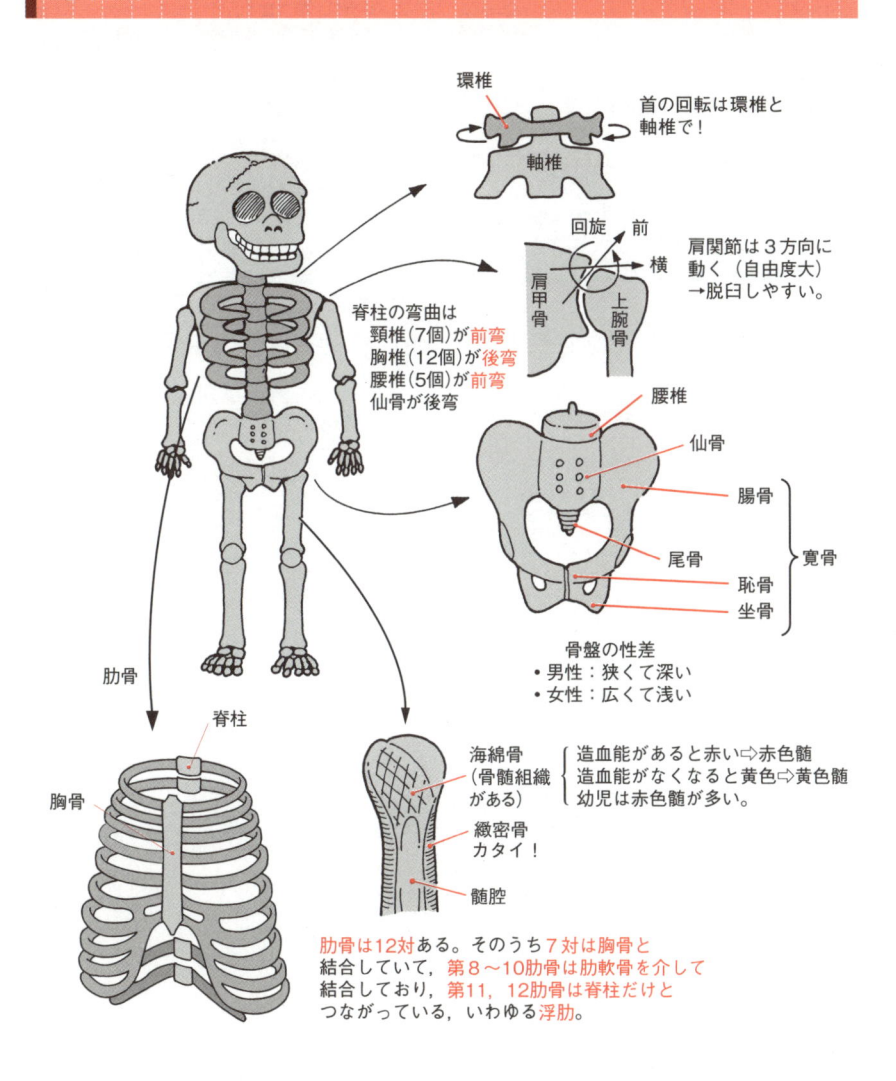

首の回転は環椎と軸椎で！

環椎
軸椎

肩関節は3方向に動く（自由度大）
→脱臼しやすい。

回旋／前／横
肩甲骨
上腕骨

脊柱の弯曲は
頸椎（7個）が前弯
胸椎（12個）が後弯
腰椎（5個）が前弯
仙骨が後弯

腰椎
仙骨
腸骨
尾骨
恥骨 ｝寛骨
坐骨

骨盤の性差
・男性：狭くて深い
・女性：広くて浅い

肋骨
脊柱
胸骨

海綿骨（骨髄組織がある）
緻密骨 カタイ！
髄腔

造血能があると赤い⇒赤色髄
造血能がなくなると黄色⇒黄色髄
幼児は赤色髄が多い。

肋骨は12対ある。そのうち7対は胸骨と結合していて，第8～10肋骨は肋軟骨を介して結合しており，第11，12肋骨は脊柱だけとつながっている，いわゆる浮肋。

---

〔61〕の正解：2（血液凝固第Ⅰ因子とも呼ばれ血漿中に溶け込んでいる）〔62〕の正解：3（Kはプロトロンビン（第Ⅱ因子）の他，Ⅶ，Ⅸ，Ⅹ因子の合成に働く）〔63〕の正解：4（それぞれ，1：B細胞，2：腎，3：赤血球の機能）

正解は次のページ

〔64〕看護師国試問題　98-P20

□各関節の基本肢位を表すのはどれか。
1. 0°
2. 45°
3. 60°
4. 90°

〔65〕看護師国試問題　88-A1

□骨について**誤っている**のはどれか。
1. 副甲状腺ホルモンによって骨吸収が促進される。
2. 造血は主に骨の緻密質で行われる。
3. 骨折の治癒過程で仮骨が形成される。
4. 骨端線部で骨の長軸方向の成長が起こる。

〔66〕看護師国試問題　98-P81

□関節軟骨で構成する成分で最も多いのはどれか。
1. アクチン
2. ミオシン
3. ケラチン
4. コラーゲン
5. グリコーゲン

〔67〕看護師国試問題　99-A11

□前腕の図を示す。
矢印で示す骨はどれか。
1. 腓骨
2. 橈骨
3. 脛骨
4. 尺骨

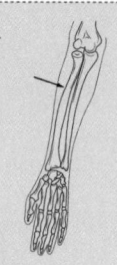

筋

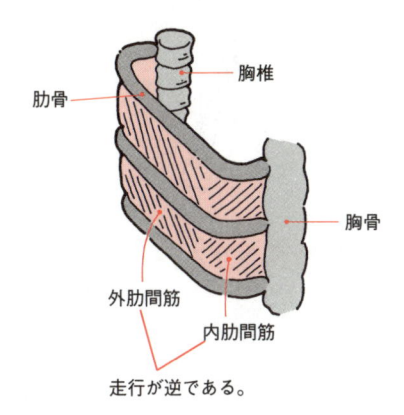

（図：肋骨・胸椎・胸骨・外肋間筋・内肋間筋、走行が逆である。）

◆呼吸運動には，主に**内・外肋間筋**（20〜30％）と**横隔膜**（70〜80％）が関与。ともに**随意筋**。
◆**外肋間筋は吸気**に，**内肋間筋は呼気**に働く。

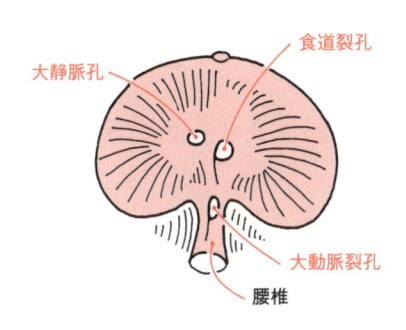

（図：食道裂孔・大静脈孔・大動脈裂孔・腰椎）

◆横隔膜には**大動脈，食道，下大静脈**が通る穴がある。
◆**横隔神経**（C_3，C_4，C_5）に支配される。
◆**吸気**時に**収縮**⇒**下方**に移動⇒**胸腔が拡大**⇒肺に空気が吸い込まれる。
◆**吸気**時に**弛緩**⇒**上方**に移動⇒**呼気**が行われる。

---

〔64〕の正解：1（自然起立位で体幹・四肢の諸関節がとる肢位）〔65〕の正解：2（造血は主に赤色骨髄で行われる）〔66〕の正解：4（組織の弾力性を増加させ，クッションの役割を果たす）〔67〕の正解：2（橈骨は前腕の外側にあり，下端は上端に比べて大きい。覚え方：「お父さん指側」にある「橈骨」）

伸展

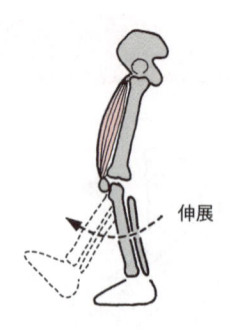

◆大腿四頭筋は**膝関節を伸展**させる。

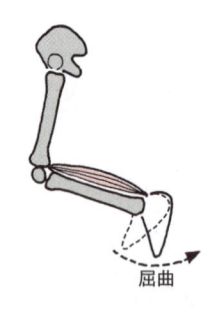

屈曲

◆アキレス腱は**足関節を底屈**させる**下腿三頭筋の腱**である。

正解は次のページ

[68] 看護師国試問題　86-A5

□股関節の外転に関与するのはどれか。
1. 大殿筋
2. 腸腰筋
3. 中殿筋
4. 大腿二頭筋

第1章 9 腎

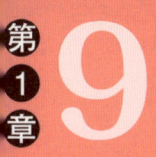

腎の構造と機能

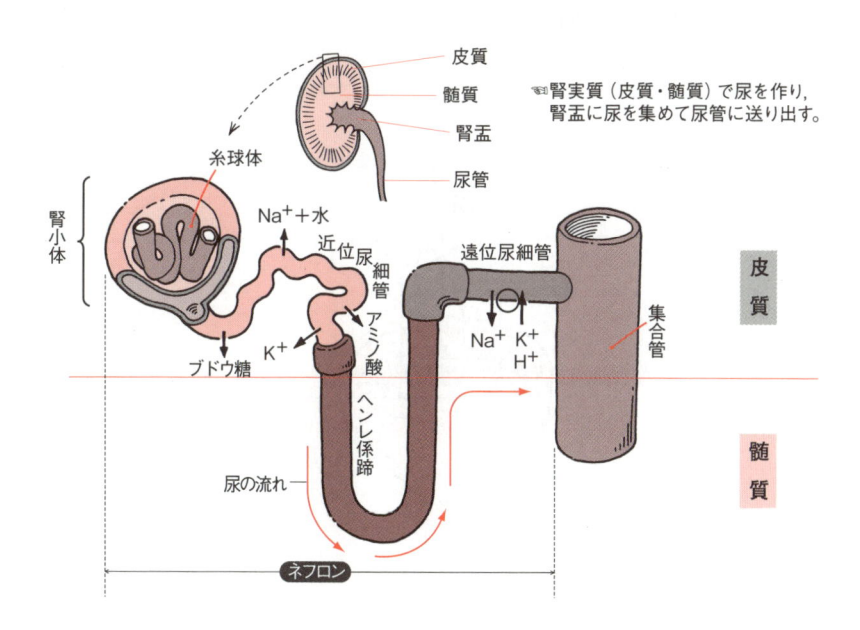

> 腎実質（皮質・髄質）で尿を作り、腎盂に尿を集めて尿管に送り出す。

◆ **ネフロン**（腎単位）＝ **腎小体** ＋ **尿細管**
◆ ネフロンは片方の腎に100万個ある。
◆ ・**皮質**：**糸球体，近位・遠位尿細管**
　・**髄質**：**ヘンレ係蹄**
　・両　方：**集合管**
◆ 糸球体で濾過される**血漿成分**の約**99％**は**尿細管**（近位尿細管，ヘンレ係蹄，遠位尿細管，集合管）で**再吸収**⇒**1％**が尿として排泄。
◆ **ブドウ糖，アミノ酸**は**近位尿細管で再吸収**される。

〔68〕の正解：3（1：伸展，2：屈曲，3：腸骨稜と大転子をつなぎ，股関節／大腿を外転する，4：伸展）

◆糸球体で濾過された原尿は，
- 75％：**近位尿細管**
- 15％：ヘンレ係蹄
- 5％：遠位尿細管
- 4％：集合管

で再吸収。
- 1％：**尿**となり排泄

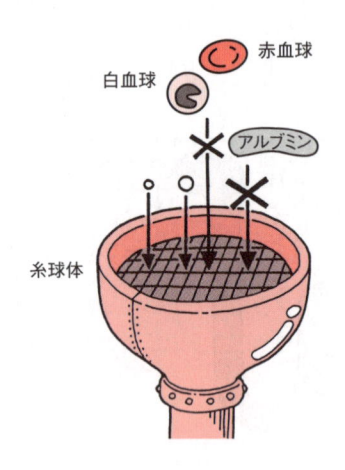

◆**糸球体**は**血漿**成分の**濾過**装置。
◆血球や高分子蛋白（アルブミン等）はほとんど濾過されない。
◆1日の尿量は**1.5*l***。

正解は次のページ

〔69〕看護師国試問題 87-A2

□腎臓について正しいのはどれか。
1．腹腔内にある。
2．加齢とともに肥大する。
3．エリスロポエチンを産生する。
4．ビリルビンを産生する。

〔70〕看護師国試問題 96-A12

□腎機能の指標はどれか。
1．AST
2．尿ビリルビン
3．尿素窒素（BUN）
4．血清アミラーゼ

〔71〕看護師国試問題 93-P13

□尿細管で**吸収されない**のはどれか。
1．水
2．ブドウ糖
3．ナトリウムイオン
4．クレアチニン

〔72〕看護師国試問題 102-A77

□ナトリウムイオンが再吸収される主な部位はどれか。
1．近位尿細管
2．Henle〈ヘンレ〉のループ〈係蹄〉下行脚
3．Henle〈ヘンレ〉のループ〈係蹄〉上行脚
4．遠位尿細管
5．集合管

〔73〕看護師国試問題 99-P40

□成人の正常尿で正しいのはどれか。
1．尿比重が1.025である。
2．排尿直後は無色である。
3．1日尿量は400mlである。
4．排尿直後にアンモニア臭がある。

〔74〕看護師国試問題 90-A13

□排尿の機序で最初に起こる現象はどれか。
1．外尿道括約筋の弛緩
2．膀胱壁の伸展
3．尿管の圧迫
4．尿意の知覚

〔75〕看護師国試問題 81-A93

□クレアチニン・クリアランスについて正しいのはどれか。
1．血尿のあるときは施行しない。
2．絶飲絶食で施行する。
3．尿濃縮力の指標である。
4．糸球体ろ過値を表す。

第1章 10 水分・体温調節

体液量

〔成　人〕
◆体重の**約60%**が**体液**。
◆60%のうち，**40%**が**細胞内液**，**20%**が**細胞外液**。

〔新生児〕
◆体重の**約80%**が体液。
◆80%のうち，**40%**が細胞内液，**40%**が細胞外液。

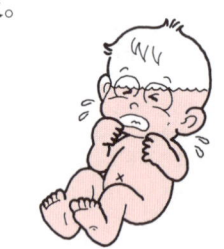

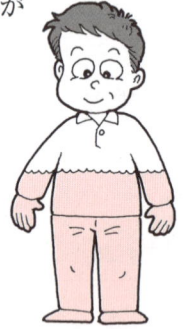

新生児：80%　　　成人：60%

体液の区分

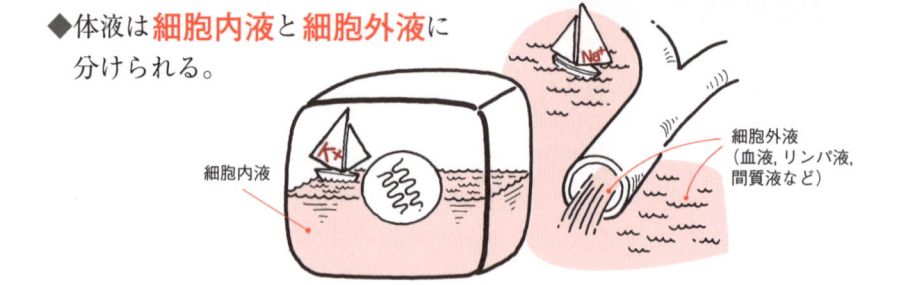

◆体液は**細胞内液**と**細胞外液**に分けられる。

細胞内液

細胞外液（血液，リンパ液，間質液など）

---

〔69〕の正解：3（1：腹腔後器官，2：萎縮する）　〔70〕の正解：3（その他，クレアチニンやGFR（糸球体濾過量）がある）　〔71〕の正解：4（クレアチニンは尿細管で吸収も分泌もされない）　〔72〕の正解：1（ナトリウムは近位尿細管で約7割再吸収される）　〔73〕の正解：1（正常は，2：淡黄色〜淡黄褐色，3：1,000〜1,500m*l*，4：無臭）　〔74〕の正解：2（膀胱壁が伸展し尿が一定量に達すると，知覚ニューロンが膀胱中枢に興奮を送り，尿意を感じる）　〔75〕の正解：4（クレアチニンは尿細管で吸収も分泌もされないので，糸球体機能を反映する）

体液の出納

【1日あたりの水分必要量】
◆成人で**50ml/kg**である。
◆幼児で**100 ml/kg**，乳児で**150 ml/kg**である⇒乳児は成人の**3倍**。

【1日あたりの水分排出量】
◆成人は，尿で約1,500ml，糞便で約100ml，不感蒸泄で約800～1,000ml。
◆**不感蒸泄**：皮膚や肺(呼吸)から**無意識**のうちに蒸発している水分。
　　　　　　汗は除く。

不感蒸泄
(800～1,000ml)

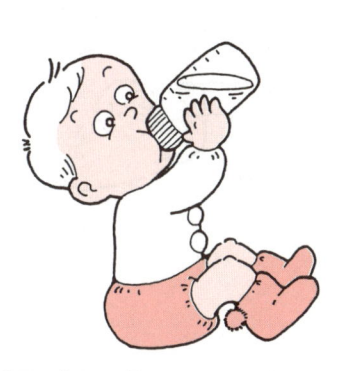

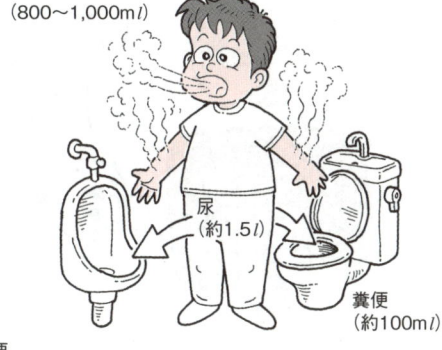

尿
(約1.5l)

糞便
(約100ml)

乳児は成人の3倍の150ml/kgの水分が必要

正解は次のページ

〔76〕看護師国試問題　101-A10

□細胞外液に比べて細胞内液で濃度が高いのはどれか。
1．カルシウム
2．ナトリウム
3．カリウム
4．クロール

〔77〕看護師国試問題　99-A26

□水・電解質の調節で正しいのはどれか。
1．循環血漿量の減少はレニンの分泌を増加させる。
2．抗利尿ホルモン〈ADH〉は尿浸透圧を低下させる。
3．過剰な飲水は血中ナトリウム濃度を上昇させる。
4．アルドステロンは腎からのカリウム排泄を減少させる。

体液の移動

◆水分は，食道⇒胃⇒小腸・大腸で吸収⇒血液中へ⇔組織液を経由⇔細胞内へ，と移動。
◆体液の組成のホメオスタシス（恒常性）が保たれるように移動する。

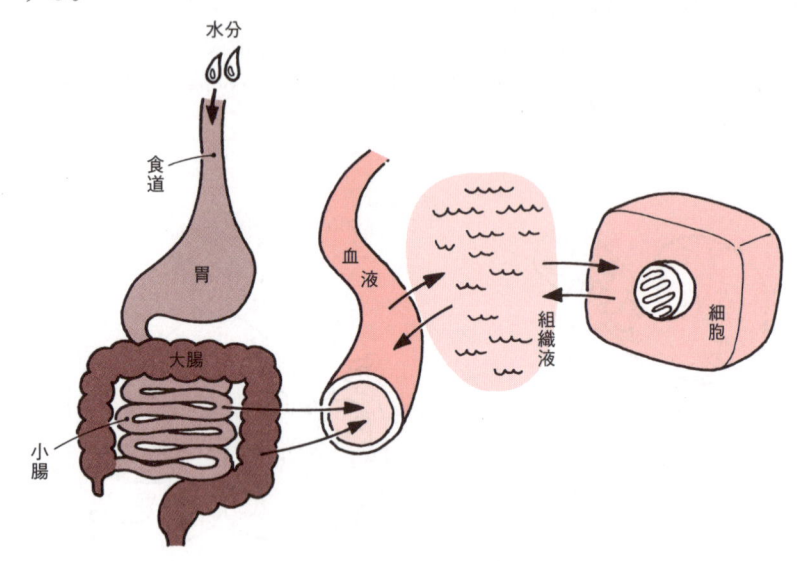

◆体液の移動には，血圧，浸透圧，静水圧（せいすいあつ）という3つの力が関与。
◆細胞内液中の主な浸透圧溶質はカリウム，細胞外液中の主な浸透圧溶質はナトリウム。

〈ゴロで覚える！〉家 内 と は 長 い
　　　　　　　　カリウム 内液　　　ナトリウム 外液

〔76〕の正解：3（内液はカリウム，外液はナトリウムが多い）　〔77〕の正解：1（1：血圧低下⇒循環血流量減少⇒腎血流量低下によりレニン分泌が増加，2：上昇させる，3：低下させる，4：増加させる）

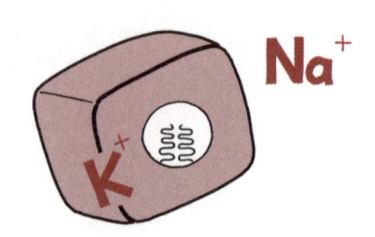

尿の生成とその障害

◆膀胱内に200〜300mlの尿がたまると尿意が起こる。
【尿量／日の基準値】
・約1,500ml：正常
・400ml以下：**乏尿**
・100ml以下：**無尿**

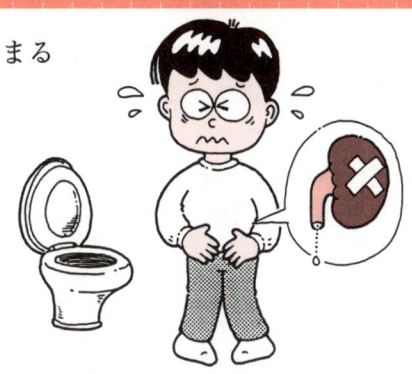

正解は次のページ

〔78〕看護師国試問題　101-P12

□乏尿はどれか。
1. 1日の尿量が少ない。
2. 尿意が乏しい。
3. 排尿痛がない。
4. 尿比重が低い。

〔79〕看護師国試問題　100-P18

□無尿時に，原則として投与が禁忌なのはどれか。
1. マグネシウム
2. ナトリウム
3. クロール
4. カリウム

体温の調節

◆**間脳**の**視床下部**に**体温調節中枢**がある。
◆体内で産生されたエネルギーの**約75％**が熱に変換⇒体温維持に利用。
◆最も熱産生に寄与するのは**骨格筋**。
◆産生熱量の多い順に，①**骨格筋**，②**肝臓**，③呼吸筋，④腎，⑤心臓。
◆熱の放散は主に**皮膚表面からの放射（放散）**。
◆蒸発には**発汗**と**不感蒸泄**がある。
◆発汗は極めて効率のよい放熱機構。
◆**新生児**は体重あたりの**体表面積が広い**⇒体温が**変動**(特に**低下**)しやすい。

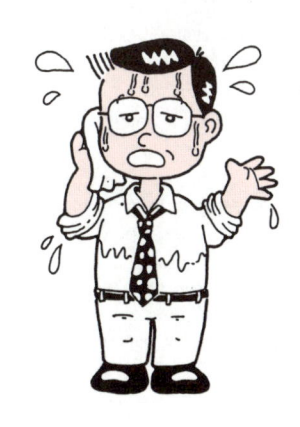

基礎代謝

◆絶対安静状態でのエネルギー代謝＝**基礎代謝**。
◆人間の生命を維持する必要最小限のエネルギー＝**基礎代謝量**（kcal/m^2/h）。
◆基礎代謝量は，年齢，性別，体格などに影響される。
◆同じ体重でも**脂肪**が多い人は筋肉の多い人に比べて**基礎代謝が小さい**。

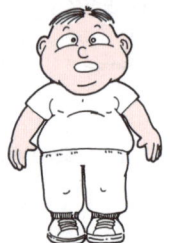

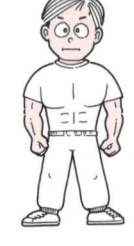

基礎代謝↓　　　基礎代謝↑

正解は次のページ

〔80〕看護師国試問題　100-A26

□体温の調節機構で正しいのはどれか。
1. 体温の調節中枢は脳幹にある。
2. 体温が上昇すると，骨格筋は収縮する。
3. 体温が上昇すると，汗腺は活性化される。
4. 体温が低下すると，皮膚の血流は増加する。

〔81〕看護師国試問題　83-A7

□正しいのはどれか。
1. 皮膚温より外気温が高い時は体表面から水分は蒸発しない。
2. 不感蒸泄は体熱の放散に関与しない。
3. 体温中枢への機械的圧迫は発熱の原因になる。
4. 汗と血液とのNaCl濃度は同じである。

〔82〕看護師国試問題　80-A18

□正しいのはどれか。
1. 体温の調節は熱の産生と放散とのバランスによって行われる。
2. 日常生活で体温の産生に最も寄与するのは代謝の盛んな肝臓である。
3. 口腔温，腋窩温，直腸温のうち口腔温が最も高い。
4. 安静時の体温の放散量が最も多いのは不感蒸泄によるものである。

〔83〕看護師国試問題　102-A9

□成人期において基礎代謝量が最も多い時期はどれか。
1. 青年期
2. 壮年前期
3. 壮年後期
4. 向老期

〔78〕の正解：1（尿量が400m*l*/日以下）　〔79〕の正解：4（無尿時はカリウムの排泄ができず高カリウム血症を来すため）

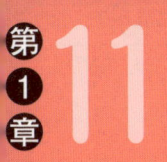

第1章 11 アシドーシス・アルカローシス

アシドーシスとアルカローシス

◆pHは水素イオン（H^+）濃度を表す。
◆H^+濃度が高くなる⇒pHは低くなる。
　∴**アシドーシス　pH↓**（H^+濃度が高い）
　　アルカローシス　pH↑（H^+濃度が低い）
◆成人のpH測定では動脈血を用いる。
◆動脈血pHの基準値：**7.35〜7.45**
◆pHの緩衝作用は主に**重炭酸系**によるところが大きい。
　　$H^+ + HCO_3^- \rightleftarrows CO_2 + H_2O$
◆緩衝系は，**増加したものを減らし，減少したものを増やして，**元の状態に**戻そう**とする（ホメオスタシスを保つ）。

　下表の①②③は，緩衝系の異常が起こる順番を示す。

	原因	肺で行う $H_2O + CO_2$	⇌	腎で行う H^+	$+ HCO_3^-$	解説
代謝性アシドーシス【1】	腎不全 1型糖尿病		←②	↑①	↓③	体内で酸の蓄積・産生が亢進（腎不全⇒リン酸，硫酸，インスリン不足⇒脂肪酸異化↑⇒ケト酸産生↑）
代謝性アシドーシス【2】	下痢 原発性副甲状腺機能亢進症		→②	↑③	↓①	㋐HCO_3^-再吸収障害。重症下痢で腸液を失う ㋑PTH↑によるHCO_3^-再吸収↓
代謝性アルカローシス【1】	重曹負荷		←②	↓③	↑①	HCO_3^-の投与
代謝性アルカローシス【2】	嘔吐（胃酸喪失）肥厚性幽門狭窄		→②	↓①	↑③	H^+を失う。HClを失うので低クロール性アルカローシスとなる。
呼吸性アシドーシス	呼吸不全 低換気状態	↑①	→②	↑③	↑③	$CO_2↑ \Rightarrow PaCO_2↑$
呼吸性アルカローシス	過換気症候群	↓①	←②	↓③	↓③	$CO_2↓ \Rightarrow PaCO_2↓$

---

［80］の正解：3（1：視床下部，2：弛緩，4：低下）［81］の正解：3（1：蒸発は盛んになる，2：関与する，4：汗のNaCl濃度は発汗速度によって異なるが，血液のNaCl濃度は一定である）［82］の正解：1（2：骨格筋，3：直腸温，4：皮膚からの熱の放射（輻射熱））［83］の正解：1（一般的に基礎代謝量は加齢に伴って低下する）

アルカローシス

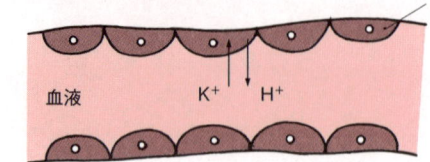

アルカローシス⇒血管内皮細胞がH⁺を分泌
　　　　　　　⇒交換にK⁺が血管内皮細胞
　　　　　　　　　に取り込まれる
　　　　　　　⇒低カリウム血症

アシドーシス

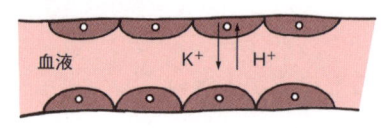

アシドーシス⇒血管内皮細胞がH⁺を取り込む
　　　　　　⇒交換にK⁺が血管内皮細胞から分泌
　　　　　　⇒高カリウム血症

正解は次のページ

[84] 看護師国試問題 91-A11

□動脈血検査で**異常**を示すのはどれか。
1. 酸素分圧（PaO_2）：95mmHg
2. 酸素飽和度（SaO_2）：90％
3. 炭酸ガス分圧（$PaCO_2$）：40mmHg
4. pH：7.40

[85] 看護師国試問題 98-A21

□血中濃度が増加したときに呼吸を促進するのはどれか。
1. 水素イオン
2. 塩化物イオン
3. 重炭酸イオン
4. ナトリウムイオン

[86] 看護師国試問題 82-A36

□血液のpHについて正しいのはどれか。
1. 腎不全の場合はアシドーシスに傾く。
2. 7.40を示した場合はアルカローシスといわれる。
3. 窒息の場合はアルカローシスに傾く。
4. 調節は主として膵臓と肝臓とで行われている。

[87] 看護師国試問題 89-A1

□代謝性アシドーシスで正しいのはどれか。
1. 血液のpHは上昇する。
2. 動脈血炭酸ガス分圧（$PaCO_2$）は上昇する。
3. 呼吸中枢は抑制される。
4. 血中HCO_3^-濃度は低下する。

[88] 看護師国試問題 100-P14

□頻回の嘔吐で起こりやすいのはどれか。
1. 脱　水
2. 貧　血
3. アシドーシス
4. 低カリウム血症

[89] 看護師国試問題 102-A29

□酸塩基平衡の異常と原因の組合せで正しいのはどれか。
1. 代謝性アルカローシス――下　痢
2. 代謝性アシドーシス――嘔　吐
3. 代謝性アシドーシス――慢性腎不全
4. 呼吸性アシドーシス――過換気症候群

〔84〕の正解：2（SaO_2の基準値は95％以上）〔85〕の正解：1（水素イオン増加⇒pH低下（アシドーシス）⇒呼吸中枢刺激⇒呼吸促進）〔86〕の正解：1（1：不揮発性酸の腎からの排泄が低下するため，2：7.40は正常，3：アシドーシス，4：肺と腎臓）〔87〕の正解：4（体内で過剰の酸が発生すると，$H^+ + HCO_3^- \leftrightarrows H_2O + CO_2$が右方向に進むため）〔88〕の正解：1（水分喪失で脱水と胃酸（HCl）喪失でアルカローシス）〔89〕の正解：3（1：腸液（アルカリ性）喪失でアシドーシス，2：胃酸（HCl）喪失でアルカローシス，3：酸（H^+）の排泄が障害されるため，4：CO_2喪失でアルカローシス）

2 生化学・栄養学

1 ビタミン ………………………………… 54
2 脂質代謝 ………………………………… 56
3 糖代謝 …………………………………… 58

第2章 1 ビタミン

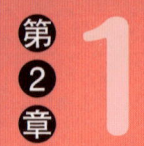

水溶性ビタミン

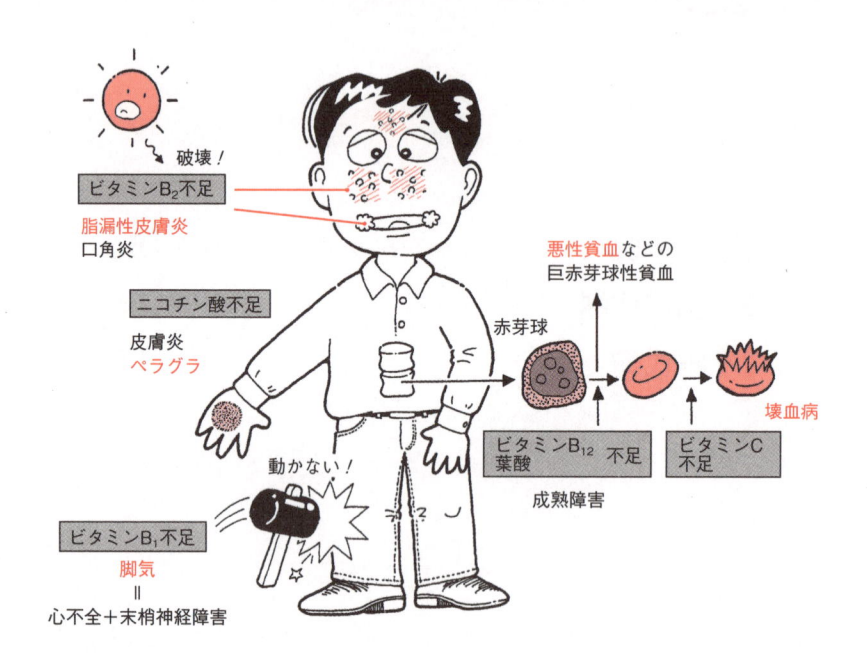

破壊！

ビタミンB_2不足
脂漏性皮膚炎
口角炎

ニコチン酸不足
皮膚炎
ペラグラ

悪性貧血などの
巨赤芽球性貧血

赤芽球

ビタミンB_{12}
葉酸 不足

ビタミンC
不足

壊血病

成熟障害

動かない！

ビタミンB_1不足
脚気
＝
心不全＋末梢神経障害

正解は次のページ

[90] 看護師国試問題　102-P72

□水溶性ビタミンはどれか。
1. ビタミン A
2. ビタミン C
3. ビタミン D
4. ビタミン E
5. ビタミン K

[91] 看護師国試問題　100-P33

□ビタミン B_1 の欠乏で生じるのはどれか。
1. 夜盲症
2. 壊血病
3. くる病
4. 脚気

脂溶性ビタミン

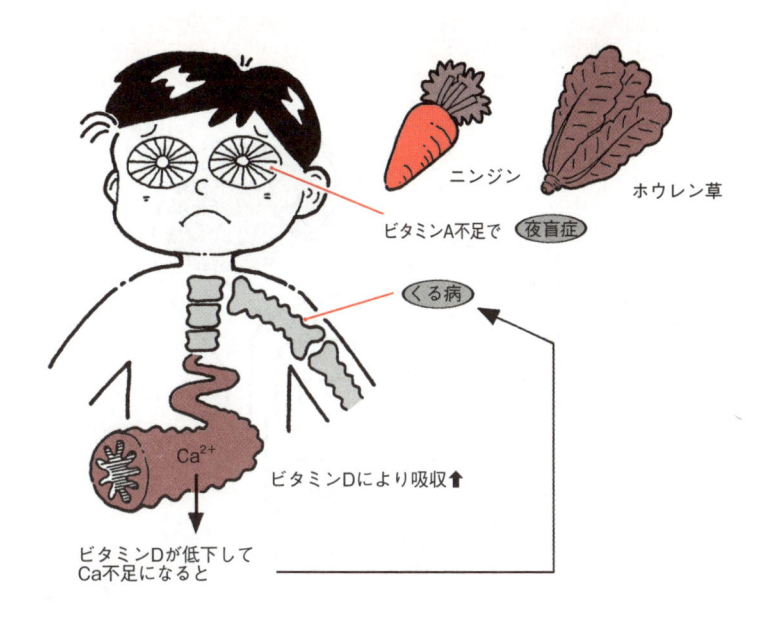

生化学・栄養学

ビタミンA不足で 夜盲症
ニンジン
ホウレン草
くる病
Ca²⁺
ビタミンDにより吸収↑
ビタミンDが低下して
Ca不足になると

◆ビタミンD：乳児は成人より**多く**摂取すること。
◆ビタミンK：**凝固系**に関与。
　　　　　　腸内細菌で合成されており，その一部を利用。

正解は次のページ

〔92〕看護師国試問題　93-P23

□欠乏時に皮膚障害が**生じない**のはどれか。
1. 葉　酸
2. ビタミンB_2
3. ビタミンB_6
4. 亜　鉛

〔93〕看護師国試問題　101-A30

□ビタミンと欠乏症の組合せで正しいのはどれか。
1. ビタミンB_1──ウェルニッケ脳症
2. ビタミンC──脚　気
3. ビタミンD──新生児メレナ
4. ビタミンE──悪性貧血

〔90〕の正解：2（2以外は脂溶性ビタミン）　〔91〕の正解：4（1：ビタミンAの欠乏，2：Cの欠乏，3：Dの欠乏）

ビタミン

第2章 脂質代謝

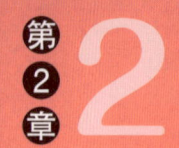

脂質代謝

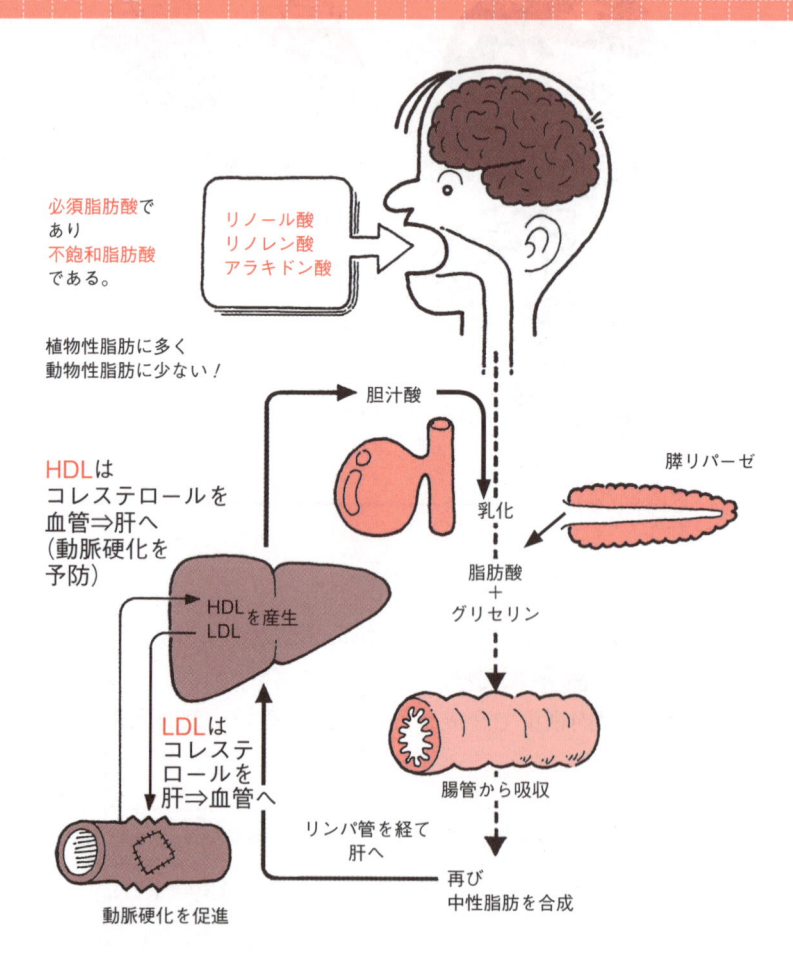

必須脂肪酸であり不飽和脂肪酸である。

リノール酸
リノレン酸
アラキドン酸

植物性脂肪に多く動物性脂肪に少ない！

胆汁酸

膵リパーゼ

乳化

脂肪酸＋グリセリン

HDLはコレステロールを血管⇒肝へ（動脈硬化を予防）

HDLを産生
LDL

LDLはコレステロールを肝⇒血管へ

腸管から吸収

リンパ管を経て肝へ

再び中性脂肪を合成

動脈硬化を促進

コレステロールの代謝産物として
1) ステロイドホルモン
2) 胆汁酸

正解は次のページ

〔94〕看護師国試問題　100-P28

□食事由来のトリグリセリドを運搬するのはどれか。
1．HDL
2．LDL
3．VLDL
4．カイロミクロン

〔95〕看護師国試問題　99-A28

□脂肪分解の過剰で血中に増加するのはどれか。
1．尿素窒素
2．ケトン体
3．アルブミン
4．アンモニア

〔96〕看護師国試問題　98-P1

□脂質1gが体内で代謝されたときに生じるエネルギー量はどれか。
1．4kcal
2．9kcal
3．14kcal
4．19kcal

〔97〕看護師国試問題　81-A34

□脂肪の消化吸収について正しいのはどれか。
1．脂肪は胃液の分泌と胃の運動を増強する。
2．胆汁中には脂肪分解酵素が多く含まれている。
3．胆汁酸は脂肪成分と混合してミセルとなり消化吸収を助ける。
4．小腸で吸収された脂肪の大部分は門脈を経て肝臓に運ばれる。

第2章 3 糖代謝

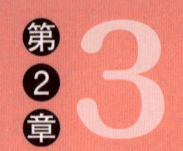

糖代謝

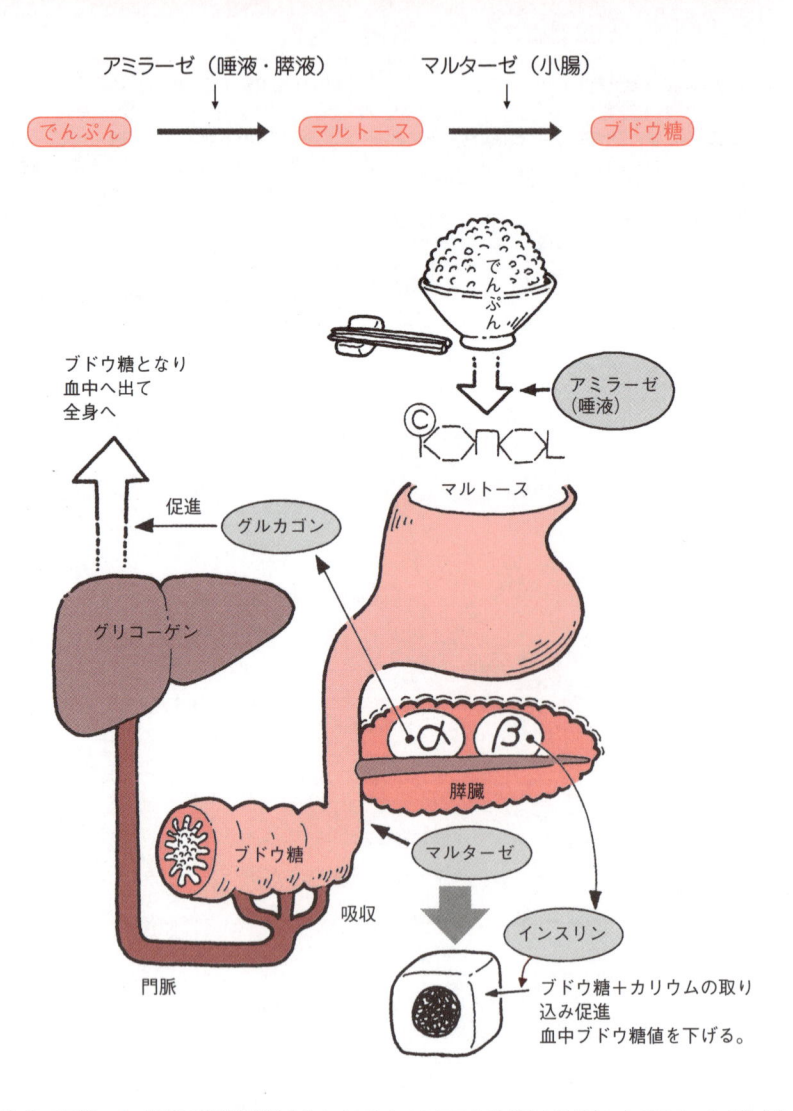

アミラーゼ（唾液・膵液）　マルターゼ（小腸）
でんぷん → マルトース → ブドウ糖

アミラーゼ（唾液）
マルトース
ブドウ糖となり血中へ出て全身へ
促進
グルカゴン
グリコーゲン
膵臓
ブドウ糖
マルターゼ
吸収
門脈
インスリン
ブドウ糖＋カリウムの取り込み促進
血中ブドウ糖値を下げる。

[94]の正解：4（腸管で脂質を輸送するカイロミクロンにはトリグリセリドやコレステロールが含まれる）
[95]の正解：2（ケトン体は脂肪酸の分解によって生じる物質）　[96]の正解：2（脂質は9kcal/g，糖質と蛋白質は4kcal/gのエネルギー量になる）　[97]の正解：3（2：消化酵素は含まれない，3：ミセル化とは乳化作用のこと，4：リンパ管を経て輸送される）

〈血糖を上昇させるホルモン〉
- ガストリン，グルカゴン，アドレナリン，ステロイド

〈血糖を低下させるホルモン〉
- 唯一インスリンのみ！

生化学・栄養学

正解は次のページ

〔98〕看護師国試問題　89-A10

□糖質の消化・吸収で正しいのはどれか。
1．消化・吸収には胆汁が必要である。
2．消化酵素はアミラーゼである。
3．吸収にはCa^{2+}が必要である。
4．二糖類は空腸で吸収される。

〔99〕看護師国試問題　102-P82

□小腸からそのまま吸収されるのはどれか。**2つ選べ。**
1．グルコース
2．スクロース
3．マルトース
4．ラクトース
5．フルクトース

〔100〕看護師国試問題　86-A8

□糖代謝について正しいのはどれか。**2つ選べ。**
1．食物中の糖質は80〜90％がでんぷんである。
2．糖質は胃から吸収される。
3．筋肉中のグリコーゲンは血糖の維持に用いられる。
4．アドレナリンは肝臓での糖新生を促進する。

糖代謝

〔98〕の正解：2（3：Ca^{2+}でなくNa^+，4：空腸でなく回腸）〔99〕の正解：1, 5（2：グルコースとフルクトースに，3：グルコースに，4：グルコースとガラクトースに分解される）〔100〕の正解：1, 4（2：腸管で単糖に分解され小腸で吸収される，3：肝臓のグリコーゲンは低血糖時に分解されて血液中に放出されるが，筋肉中のは筋肉細胞内だけで消費される）

3 薬理学

1 与　薬 …………………………………… 62
2 神経系作用薬 …………………………… 65
3 循環器系作用薬 ………………………… 69
4 血液作用薬 ……………………………… 74
5 呼吸器系作用薬 ………………………… 77
6 消化性潰瘍治療薬 ……………………… 79
7 副腎皮質ステロイド …………………… 81
8 抗菌薬, 抗真菌薬, 抗ウイルス薬 ……… 83
9 抗腫瘍薬 ………………………………… 89

第3章 1　与　薬

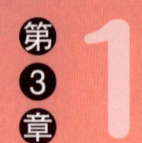

経口投与

意識障害, 嘔吐
嚥下困難がないときに！

内服は必ず「水」か「白湯」で！

吸収・代謝を受けてから薬効があるので
1) 作用するまでに時間がかかる。
2) 代謝により作用が一定でない。

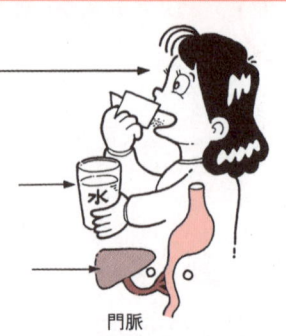

門脈

静脈内注射

- 肝で代謝を受けないので, 最も速効性がある。

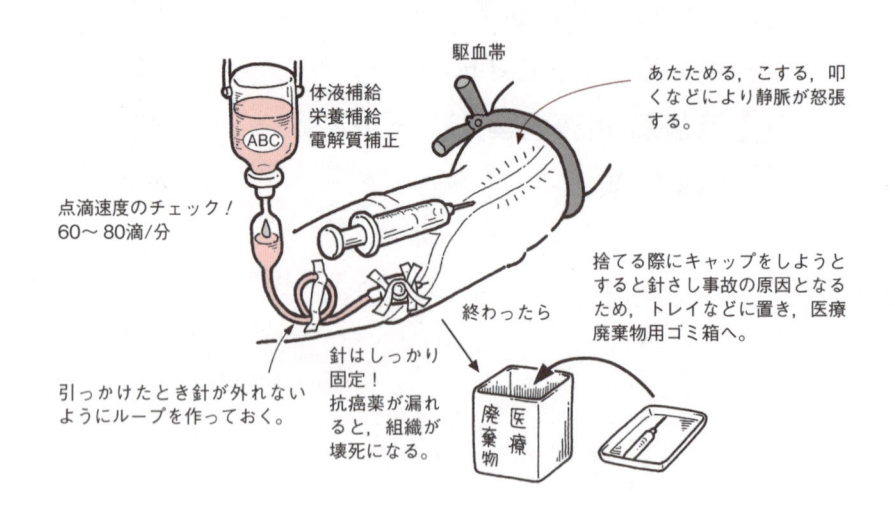

体液補給
栄養補給
電解質補正

駆血帯

あたためる, こする, 叩くなどにより静脈が怒張する。

点滴速度のチェック！
60〜80滴/分

捨てる際にキャップをしようとすると針さし事故の原因となるため, トレイなどに置き, 医療廃棄物用ゴミ箱へ。

終わったら

針はしっかり固定！
抗癌薬が漏れると, 組織が壊死になる。

引っかけたとき針が外れないようにループを作っておく。

医療廃棄物

筋肉内注射

- 血管・神経の走行を考えて注射する。

肩峰より三横指下

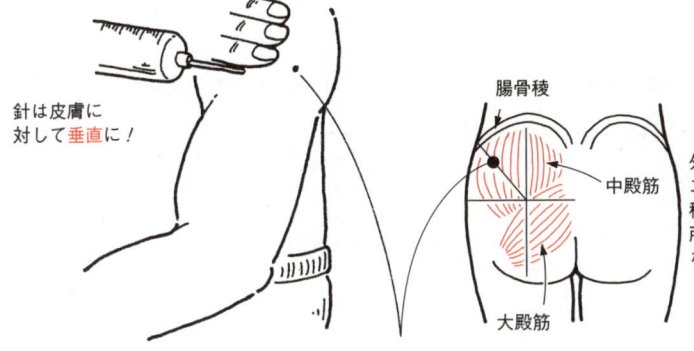

針は皮膚に対して垂直に！

腸骨稜
中殿筋
大殿筋

外側上方1/4のエリアで，腸骨稜から1/3の箇所が注射部位となる。

注射の後は，その部位をよくマッサージして，吸収を促進させる。
逆に皮内注射では，注射部位はもまずに放置する。

薬理学

坐　薬

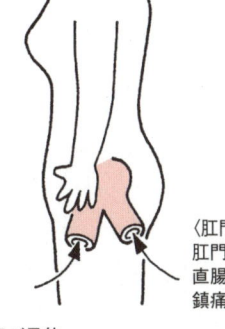

〈肛門坐薬〉
肛門から直腸へ
直腸粘膜から吸収…
鎮痛・解熱薬が主

〈腟坐薬〉
腟へ
…局所の消炎・消毒が目的

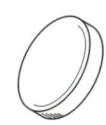

腟錠とも呼ばれ，円型，卵型などの型をしている。

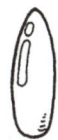

カカオ脂
ラウリン脂
グリセロゼラチンなどを用いて作られている。
体温で"ぬるっ"とする。

与薬　63

正解は次のページ

〔101〕看護師国試問題　102-P79

□内服薬の初回通過効果が主に起こる部位はどれか。
1. 口腔
2. 肝臓
3. 胆嚢
4. 膵臓
5. 腎臓

〔102〕看護師国試問題　101-P22

□注射針を皮膚に対して45～90度の角度で刺入する注射法はどれか。
1. 皮下注射
2. 皮内注射
3. 筋肉内注射
4. 静脈内注射

〔103〕看護師国試問題　99-A23

□薬物血中濃度の上昇が最も速いのはどれか。
1. 皮内注射
2. 皮下注射
3. 筋肉内注射
4. 静脈内注射

〔104〕看護師国試問題　98-P14

□服薬の指示で食間はどれか。
1. 食事中
2. 食後30分
3. 食前30分
4. 食後120分

第3章 2 神経系作用薬

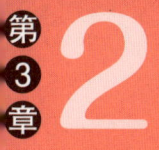

中枢神経系作用

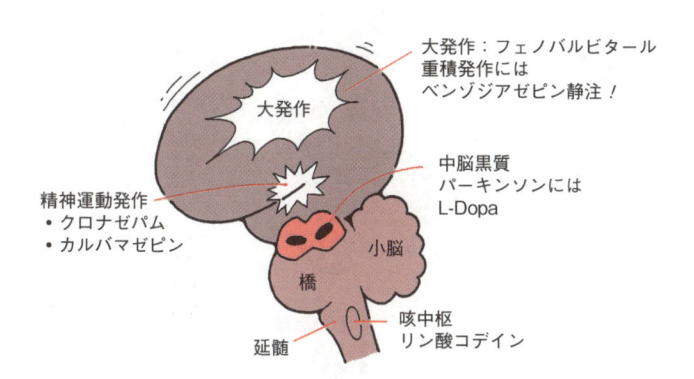

大発作：フェノバルビタール
重積発作には
ベンゾジアゼピン静注！

大発作

精神運動発作
・クロナゼパム
・カルバマゼピン

中脳黒質
パーキンソンには
L-Dopa

小脳

橋

延髄

咳中枢
リン酸コデイン

正解は次のページ

〔105〕看護師国試問題　101-A64

□ベンゾジアゼピン系薬を服用中の高齢者について，若年者と比較した特徴で正しいのはどれか。
1. 薬物感受性が低い。
2. 薬物の作用が持続しにくい。
3. 薬物の相互作用が起こりにくい。
4. 薬物の血中濃度が高くなりやすい。

〔101〕の正解：2（初回通過効果とは全身循環に入る前に肝臓で代謝を受けること）〔102〕の正解：3（1：10〜30度，2：ほぼ水平，4：10〜20度）〔103〕の正解：4（静脈⇒心臓⇒動脈⇒全身へと分布される）〔104〕の正解：4（食間薬は食後2〜3時間経過したときに服用する）

自律神経系作用

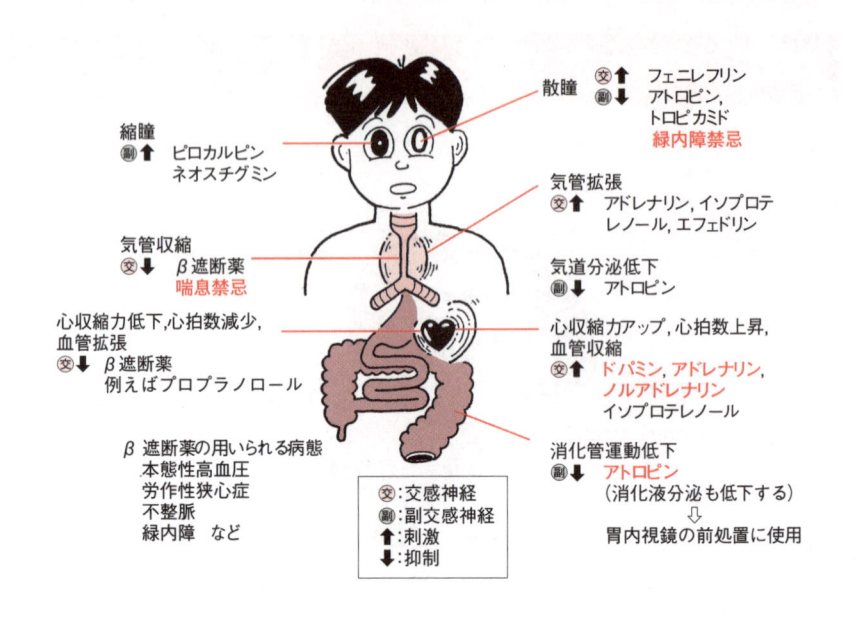

散瞳
- 交 ↑ フェニレフリン
- 副 ↓ アトロピン，トロピカミド
- 緑内障禁忌

縮瞳
- 副 ↑ ピロカルピン，ネオスチグミン

気管拡張
- 交 ↑ アドレナリン，イソプロテレノール，エフェドリン

気管収縮
- 交 ↓ β遮断薬
- 喘息禁忌

気道分泌低下
- 副 ↓ アトロピン

心収縮力低下，心拍数減少，血管拡張
- 交 ↓ β遮断薬
  例えばプロプラノロール

心収縮力アップ，心拍数上昇，血管収縮
- 交 ↑ ドパミン，アドレナリン，ノルアドレナリン，イソプロテレノール

β遮断薬の用いられる病態
- 本態性高血圧
- 労作性狭心症
- 不整脈
- 緑内障 など

消化管運動低下
- 副 ↓ アトロピン
  （消化液分泌も低下する）
  ⇩
  胃内視鏡の前処置に使用

- 交：交感神経
- 副：副交感神経
- ↑：刺激
- ↓：抑制

正解は次のページ

〔106〕看護師国試問題　98-A11

□緑内障で禁忌なのはどれか。
1. アトロピン
2. インスリン
3. フロセミド
4. ジゴキシン

〔107〕看護師国試問題　78-P16

□β受容体抑制薬の適応症として**誤っている**のはどれか。
1. 心室性期外収縮
2. 気管支喘息
3. 本態性高血圧症
4. 労作性狭心症
5. 緑内障

〔108〕看護師国試問題　98-P82

□アナフィラキシーショックに対して最も即効性があるのはどれか。
1. 塩化カリウム
2. テオフィリン
3. アドレナリン
4. プレドニゾロン
5. 硫酸マグネシウム

〔105〕の正解：4　（加齢に伴う肝機能・腎機能低下などにより，薬物血中濃度が高くなりやすい）

向精神薬の副作用

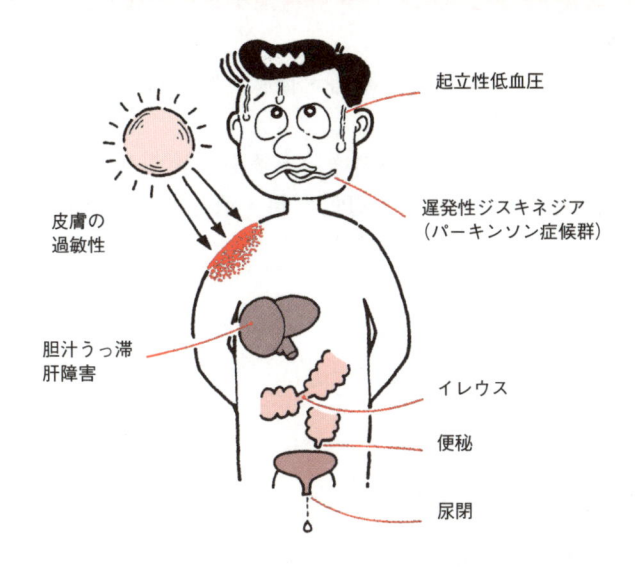

- 起立性低血圧
- 遅発性ジスキネジア（パーキンソン症候群）
- 皮膚の過敏性
- 胆汁うっ滞 肝障害
- イレウス
- 便秘
- 尿閉

その他の神経系作用薬の副作用

【抗精神病薬】
- ◆**クロルプロマジン**
- ◆**ハロペリドール**
  - ・薬剤性パーキンソニズム
  - ・起立性低血圧・麻痺性イレウス
  - ・肝機能障害など
- ◆**レセルピン**……・抑うつ・徐脈など

【抗不安薬】
- ◆**ジアゼパム**……・肝機能障害・顆粒球減少症・ふらつき・めまい・発疹など

〔106〕の正解：1（副交感神経節後線維支配器官に対するアセチルコリンの作用を競合的に遮断し、眼内圧を上昇させる）　〔107〕の正解：2（β刺激薬が適応する）　〔108〕の正解：3（即効性があるため気道確保と同時に皮下注射する）

【抗うつ薬】
◆**イミプラミン**　　　　　　・眠気・めまい・低血圧・口渇・便秘
◆**アミトリプチリン**　　　・麻痺性イレウスなど

【抗躁薬】
◆**炭酸リチウム**…・腎障害・振戦・脱力など

【抗てんかん薬】
◆**フェニトイン**…・歯肉増殖・多毛・低カルシウム血症など
◆**エトスクシミド**…・幻覚妄想・消化器症状・過敏症・汎血球減少など

正解は次のページ

〔109〕看護師国試問題　78-P50

□向精神薬を服用している患者の観察で，次のうち副作用と直接**関係ない**のはどれか。
1．高血圧
2．便　秘
3．口　渇
4．めまい
5．正座不能（アカシジア）

〔110〕看護師国試問題　99-A80

□オランザピン（非定型抗精神病薬）内服中の患者で最も注意しなければならないのはどれか。
1．高血圧
2．高血糖
3．高尿酸血症
4．高アンモニア血症
5．高ナトリウム血症

〔111〕看護師国試問題　83-A14

□正しいのはどれか。
1．クロルプロマジンは薬物依存を起こしやすい。
2．レセルピンの連用はうつ症状を起こしやすい。
3．フェニトインは主として，てんかんの欠神発作に用いられる。
4．イミプラミンは主として躁状態に用いられる。

〔112〕看護師国試問題　89-A145

□三環系抗うつ薬の副作用はどれか。
1．高血圧
2．尿　閉
3．下　痢
4．徐　脈

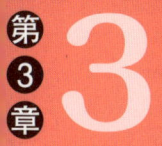

第3章 循環器系作用薬

心不全治療薬

◆強心薬の代表格は**ジギタリス製剤**(**ジギトキシン**, **ジゴキシン**)。

薬理作用
- 心収縮力↑
- 心拍数↓

副作用
- 房室ブロック
- 徐脈
- 不整脈
（心室性期外収縮）

中毒
治療量と中毒量との幅が狭い。
- 心症状（不整脈，徐脈）
- 消化器症状（悪心，嘔吐，下痢）
- 神経症状（頭痛，めまい）

特に低カリウム時に注意！

房室伝導抑制
⇩
発作性上室性頻拍に有効

心筋収縮力↑
（これにより低下した心臓のポンプ機能を改善する）

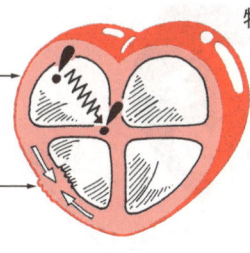

抗不整脈薬

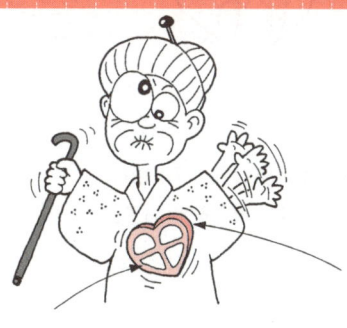

心室性不整脈には
- リドカイン（心室期外収縮，心室頻拍）
- β遮断薬（上室性・心室性不整脈）ただし，直流除細動器は忘れずに！

心房性不整脈には
- キニジン（心房細動）
- プロカインアミド（発作性上室頻拍）
- ジギタリス（心房細動，心房粗動の頻拍）

---

〔109〕の正解：1（起立性低血圧になる）〔110〕の正解：2（鎮静や体重増加，糖尿病がよくみられる）〔111〕の正解：2（1：薬物依存はない，3：強直間代発作（大発作），4：うつ状態）
〔112〕の正解：2（三環系抗うつ薬はイミプラミンなどで，起立性低血圧，眠気，排尿困難など）

正解は次のページ

[113] 看護師国試問題　99-A14

□ジギタリスの副作用はどれか。
1. 難　聴
2. 悪　心
3. 易感染
4. 満月様顔貌

狭心症治療薬

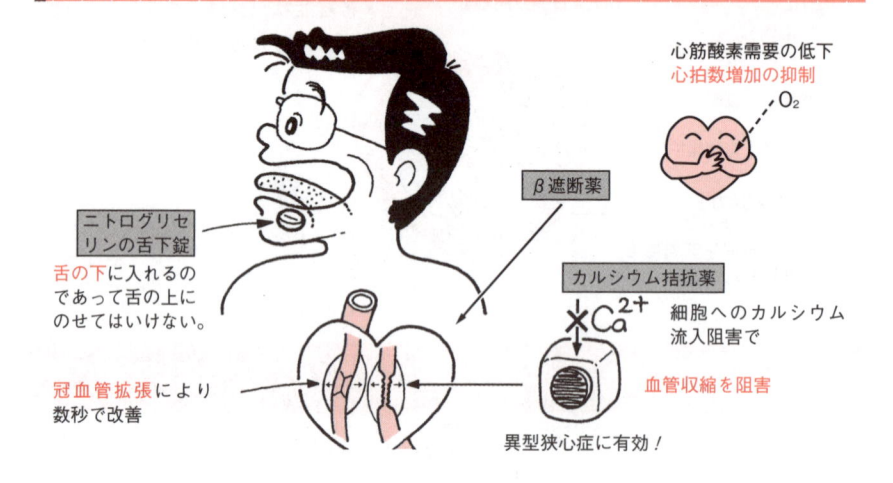

心筋酸素需要の低下
心拍数増加の抑制

β遮断薬

ニトログリセリンの舌下錠

舌の下に入れるのであって舌の上にのせてはいけない。

冠血管拡張により数秒で改善

カルシウム拮抗薬

細胞へのカルシウム流入阻害で

血管収縮を阻害

異型狭心症に有効！

〈ニトログリセリンの各種剤型〉
- 舌下錠，スプレー＝速効性で狭心発作の治療に
- 徐放錠，経皮吸収剤＝持続性で狭心発作の予防に

正解は次のページ

〔114〕看護師国試問題　97-A19

□狭心症発作時に使用するのはどれか。
1. アスピリン
2. テオフィリン
3. リン酸コデイン
4. ニトログリセリン

〔115〕看護師国試問題　98-A10

□ニトログリセリンの作用はどれか。
1. 昇　圧
2. 造　血
3. 血管拡張
4. 免疫抑制

降圧薬

◆**β遮断薬：心機能抑制**⇒血圧低下

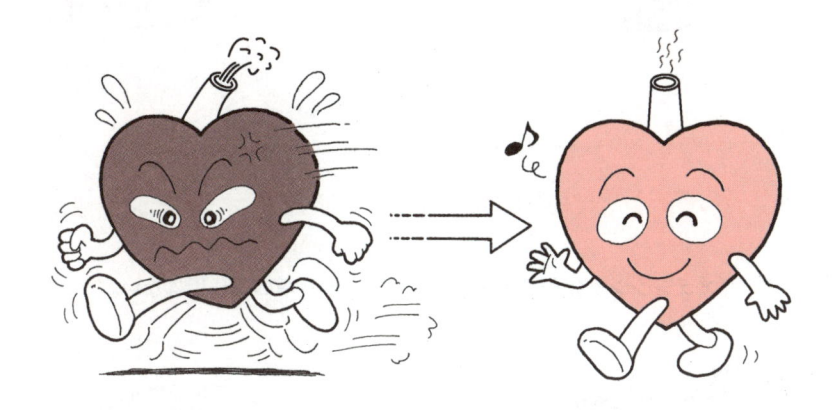

＊効きすぎると心不全となる。
　心機能の悪い患者に投与するときは要注意。

◆**カルシウム拮抗薬：血管平滑筋弛緩⇒末梢血管拡張**
　　　　　　　　　⇒血圧低下

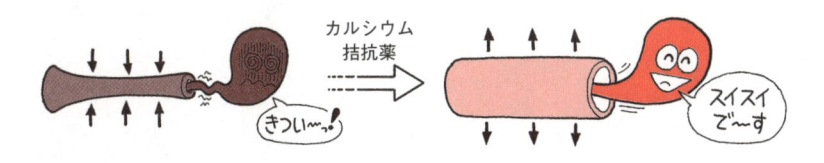

＊顔の血管が拡張して，顔がほてると訴える患者もいる。

〔113〕の正解：2（悪心のほか，徐脈などの不整脈もジギタリス中毒）

◆**アンギオテンシン変換酵素阻害薬**：アンギオテンシンⅡの産生抑制⇒血圧低下

腎臓糸球体のレニン・アンギオテンシン系を抑制して降圧効果を発揮する。
＊有害な副作用として痰を伴わない咳（から咳）がある。

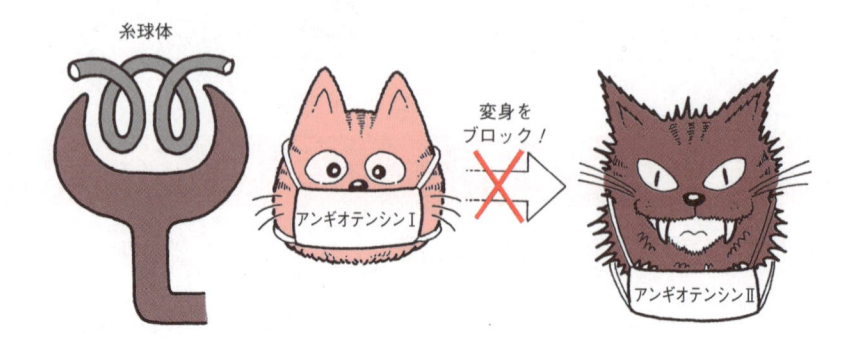

糸球体
アンギオテンシンⅠ
変身をブロック！
アンギオテンシンⅡ

◆**アンギオテンシン受容体拮抗薬**：アンギオテンシンⅡの結合阻害⇒血圧低下

＊アンギオテンシン変換酵素阻害薬と異なり，から咳の副作用はない。

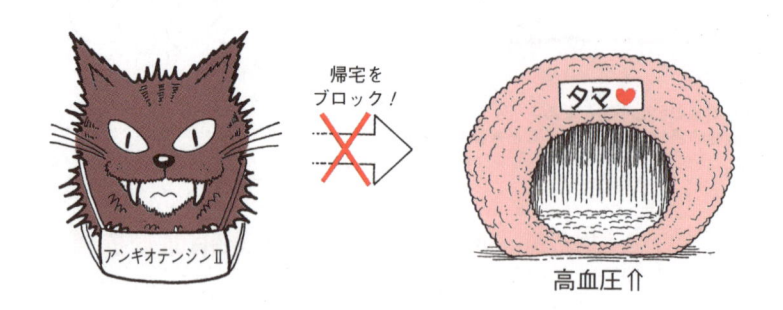

アンギオテンシンⅡ
帰宅をブロック！
タマ♥
高血圧⇑

〔114〕の正解：4（ニトログリセリンを舌下投与する）〔115〕の正解：3（ニトログリセリンは細胞内で血管拡張作用があるNO（一酸化窒素）に変換される）

◆ 利尿薬
- 腎臓（糸球体）の薬の効く部位により，**ループ系**利尿薬（フロセミド），**サイアザイド系**利尿薬，**カリウム保持性**利尿薬（スピロノラクトン）などがある。
- 尿量増加により，**浮腫を軽減**したり，**血圧を低下**する作用がある。

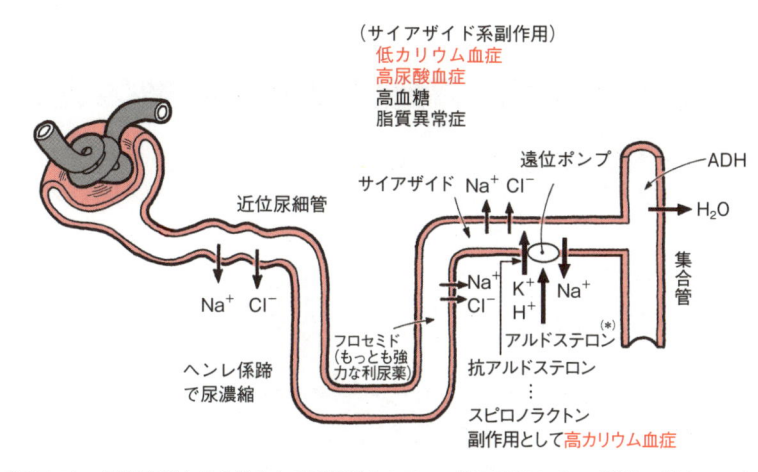

（サイアザイド系副作用）
低カリウム血症
高尿酸血症
高血糖
脂質異常症

近位尿細管　サイアザイド　Na^+ Cl^-　遠位ポンプ　ADH

H_2O

Na^+　Cl^-　Na^+　K^+　Na^+

Cl^-　H^+

フロセミド（もっとも強力な利尿薬）

ヘンレ係蹄で尿濃縮

アルドステロン(*)

抗アルドステロン
　　　：
スピロノラクトン
副作用として高カリウム血症

集合管

*アルドステロン：副腎皮質より分泌される電解質ホルモン。腎尿細管のポンプ機能に働き，Na^+ や Cl^- の再吸収を亢進させ，K^+ や H^+ の尿中排泄を増加させる。

正解は次のページ

[116] 看護師国試問題　90-A81

□重症高血圧症をβ遮断薬で治療するときに起こる副作用の観察で最も重要なのはどれか。
1. 脈拍数
2. 呼吸数
3. 便通
4. 水分摂取量

[117] 看護師国試問題　98-A22

□アンギオテンシンⅡの作用はどれか。
1. 細動脈を収縮させる。
2. 毛細血管を拡張させる。
3. レニン分泌を促進する。
4. アルドステロン分泌を抑制する。

[118] 看護師国試問題　84-A84

□薬品と作用との組合せで誤っているのはどれか。
1. フロセミド（ラシックス）──抗利尿作用
2. アスピリン──血小板凝集抑制作用
3. アミノフィリン（ネオフィリン）
　　　　　　　　　　　──気管支拡張作用
4. リファンピシン──抗結核菌作用

[119] 看護師国試問題　87-A13

□高血圧の治療薬でないのはどれか。
1. 利尿薬
2. アンギオテンシン変換酵素阻害薬
3. アルキル化薬
4. カルシウム拮抗薬

循環器系作用薬

第3章 4 血液作用薬

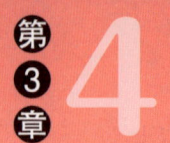

貧血治療薬

貧血の種類と治療薬

貧血	治療薬
鉄欠乏性貧血	鉄剤
ビタミンB₁₂欠乏性巨赤芽球性貧血（悪性貧血）	ビタミンB₁₂
腎性貧血	エリスロポエチン

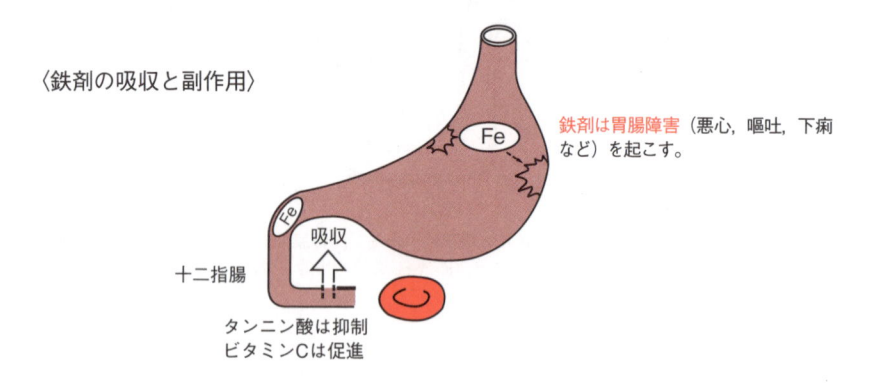

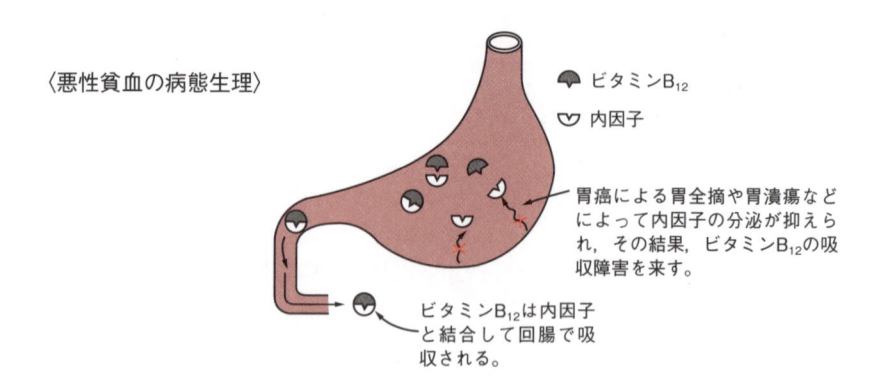

〈鉄剤の吸収と副作用〉

鉄剤は**胃腸障害**（悪心，嘔吐，下痢など）を起こす。

十二指腸
吸収
タンニン酸は抑制
ビタミンCは促進

〈悪性貧血の病態生理〉

● ビタミンB₁₂
♡ 内因子

胃癌による胃全摘や胃潰瘍などによって内因子の分泌が抑えられ，その結果，ビタミンB₁₂の吸収障害を来す。

ビタミンB₁₂は内因子と結合して回腸で吸収される。

---

〔116〕の正解：1（心機能を低下させるため心拍数は低下する）〔117〕の正解：4（血管平滑筋に作用して血管を収縮させる）〔118〕の正解：1（フロセミドはループ系の利尿剤で，利尿剤のなかでも効果が強い）〔119〕の正解：3（アルキル化薬は高血圧治療薬でなく抗癌薬）

抗血栓薬

抗血栓薬の分類

抗血栓薬
- 血栓の予防
  - 抗凝固薬（ヘパリン，ワルファリン）
  - Xa阻害薬（リバロキサバン）
  - 直接トロンビン阻害薬（ダビガトラン）
  - 抗血小板薬（アスピリン，チクロピジン）
- 血栓の溶解
  - 血栓溶解薬（ウロキナーゼ，t-PA）

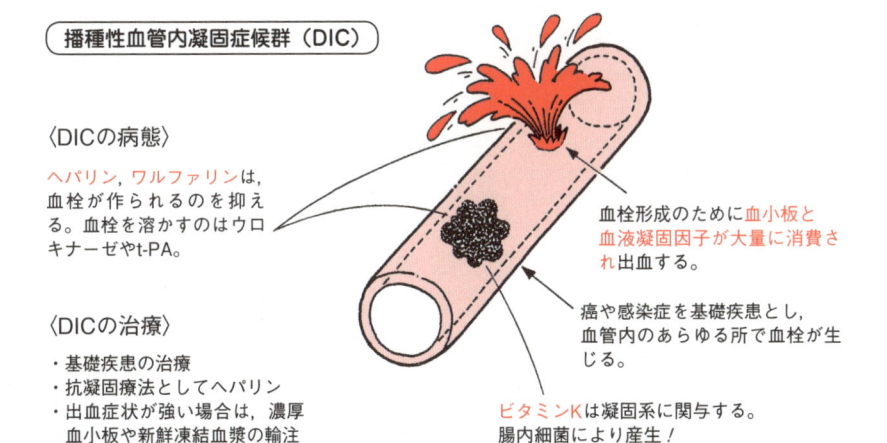

播種性血管内凝固症候群（DIC）

〈DICの病態〉

ヘパリン，ワルファリンは，血栓が作られるのを抑える。血栓を溶かすのはウロキナーゼやt-PA。

〈DICの治療〉
- 基礎疾患の治療
- 抗凝固療法としてヘパリン
- 出血症状が強い場合は，濃厚血小板や新鮮凍結血漿の輸注

血栓形成のために血小板と血液凝固因子が大量に消費され出血する。

癌や感染症を基礎疾患とし，血管内のあらゆる所で血栓が生じる。

ビタミンKは凝固系に関与する。腸内細菌により産生！

※ヘパリン使用時には出血傾向に注意すること！

正解は次のページ

〔120〕看護師国試問題　101-P32

□播種性血管内凝固〈DIC〉で正しいのはどれか。
1．フィブリノゲン分解産物〈FDP〉値の減少
2．血漿フィブリノゲン濃度の低下
3．プロトロンビン時間の短縮
4．血小板数の増加

〔121〕看護師国試問題　97-A22

□出血傾向のある患者に禁忌なのはどれか。
1．ペニシリン
2．インスリン
3．ワルファリン
4．プレドニゾロン

〔122〕看護師国試問題　102-A23

□ワルファリンと拮抗作用があるのはどれか。
1．ビタミンA
2．ビタミンC
3．ビタミンD
4．ビタミンE
5．ビタミンK

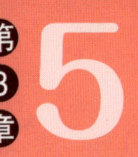

第3章 5 呼吸器系作用薬

気管支喘息治療薬

◆気管支拡張薬
- β刺激薬（アドレナリン，イソプレナリンなど）
- キサンチン誘導体（**テオフィリン**，**アミノフィリン**など）
- 抗コリン薬*（イプラトロピウム，フルトロピウムなど）

*抗コリン作用のある薬でも，アトロピンや抗コリン作用の強い一部の抗ヒスタミン薬は気道粘液の粘稠度を高め，喀痰を困難にするため使用は控える。

◆副腎皮質ステロイド薬，吸入ステロイド薬
- 喘息には，**抗炎症作用**の強いステロイドが使用される。
- 副作用が問題となるステロイドだが，**吸入ステロイド薬**は副作用が少なく繁用されている。

◆抗アレルギー薬
- 喘息発作を止めるのではなく，**発作予防**のため長期的に使われる。

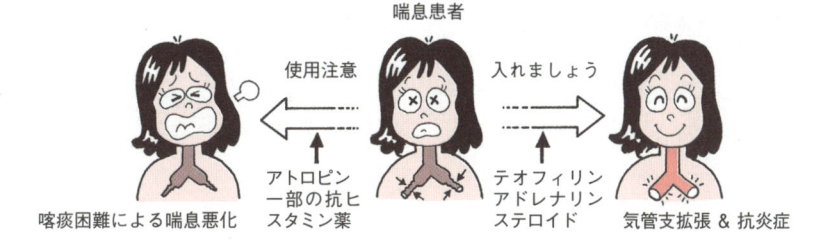

喘息患者

使用注意 ← アトロピン／一部の抗ヒスタミン薬 — 喀痰困難による喘息悪化

入れましょう → テオフィリン／アドレナリン／ステロイド — 気管支拡張＆抗炎症

〔120〕の正解：2（血漿フィブリノゲンが消費されるので低下する）〔121〕の正解：3（ワルファリンはビタミンK依存性凝固因子の合成を抑制し血液凝固を阻止する）〔122〕の正解：5（拮抗作用とは2種類の薬剤を併用した場合にその作用が減弱すること）

鎮咳薬

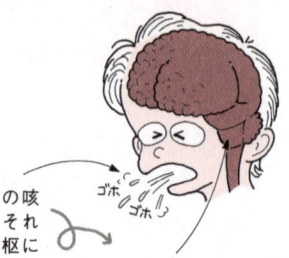

咳は，気道粘膜などの咳受容体が刺激され，それが信号になって咳中枢に送られることで生じる。

ということは，延髄の中にある咳中枢を抑制して咳を抑えればよい。そのような作用をもっているのが鎮咳薬で，代表的なものにリン酸コデインがある。

正解は次のページ

〔123〕看護師国試問題　97-A36

□麻酔前投薬で気管支粘膜からの分泌抑制を目的に使用するのはどれか。
1．モルヒネ
2．アトロピン
3．ジアゼパム
4．ペンタゾシン

〔124〕看護師国試問題　88-A13

□呼吸器系作用薬で正しい組合せはどれか。2つ選べ。
1．気管支拡張薬————テオフィリン
2．去痰薬————プレドニゾロン
3．鎮咳薬————カフェイン
4．抗結核薬————リファンピシン

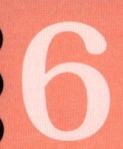

第3章 6 消化性潰瘍治療薬

制酸薬

◆**プロトンポンプ阻害薬**，**H₂遮断薬**，抗コリン薬などがある。
◆制酸力はプロトンポンプ阻害薬が最強。
◆H₂遮断薬の副作用としては，頻度は低いが，白血球減少は要注意。

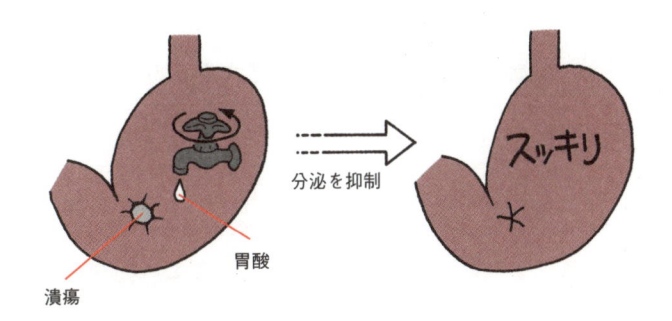

分泌を抑制
胃酸
潰瘍
スッキリ

胃粘膜保護薬

◆粘膜血流増加，粘液分泌の増加，**プロスタグランジン増加作用**などをもった薬剤があるが，あくまでも制酸薬の補助という位置づけ。

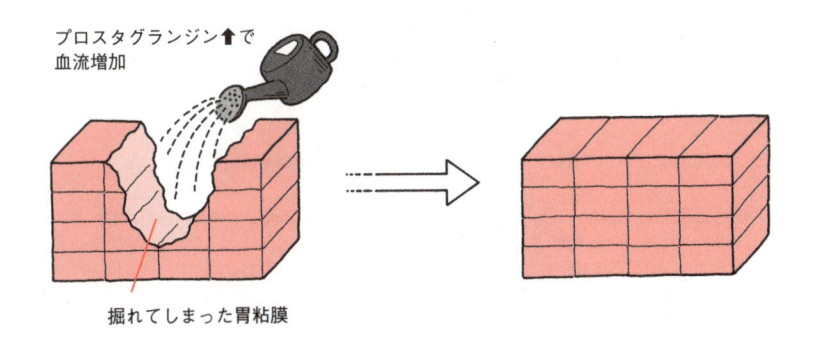

プロスタグランジン↑で血流増加
掘れてしまった胃粘膜

除菌療法

〔ヘリコバクター・ピロリ菌〕

◆胃内に存在し，**胃・十二指腸潰瘍の重要な原因**となることが証明された。
◆ヘリコバクター・ピロリ菌の除去が胃・十二指腸潰瘍の治療として日本でも保険適応になった。
◆50歳以上の日本人の約80％が感染しているといわれる。

◆**1週間内服**
- **プロトンポンプ阻害薬**（ランソプラゾールあるいはオメプラゾール）
- 2種類の**抗生物質**（アモキシシリンとクラリスロマイシン）

↓

副作用で最も多いのは**下痢**

正解は次のページ

〔125〕看護師国試問題　87-A14

□胃潰瘍の治療薬はどれか。
1．ヒスタミンH_2受容体遮断薬
2．アドレナリン$β$受容体遮断薬
3．副腎皮質ステロイド薬
4．蛋白分解酵素阻害薬

〔126〕看護師国試問題　91-A22

□消化性潰瘍の治療に抗菌薬が処方される目的はどれか。
1．日和見感染の防止
2．胆道感染の防止
3．胃粘膜の微生物の除去
4．正常腸内細菌叢の除去

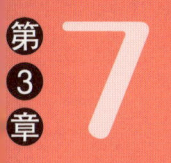

第3章 7 副腎皮質ステロイド

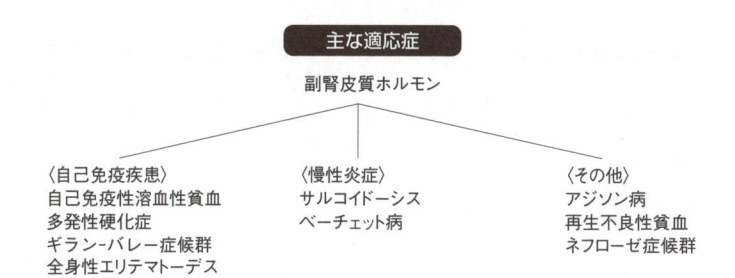

副腎皮質ステロイド

主な適応症

副腎皮質ホルモン

〈自己免疫疾患〉
自己免疫性溶血性貧血
多発性硬化症
ギラン-バレー症候群
全身性エリテマトーデス

〈慢性炎症〉
サルコイドーシス
ベーチェット病

〈その他〉
アジソン病
再生不良性貧血
ネフローゼ症候群

副腎皮質ホルモンの副作用

- クッシング病を思い出すとよい。なぜなら，クッシング病は副腎皮質ホルモンの糖質コルチコイドの分泌が亢進する疾患だから。

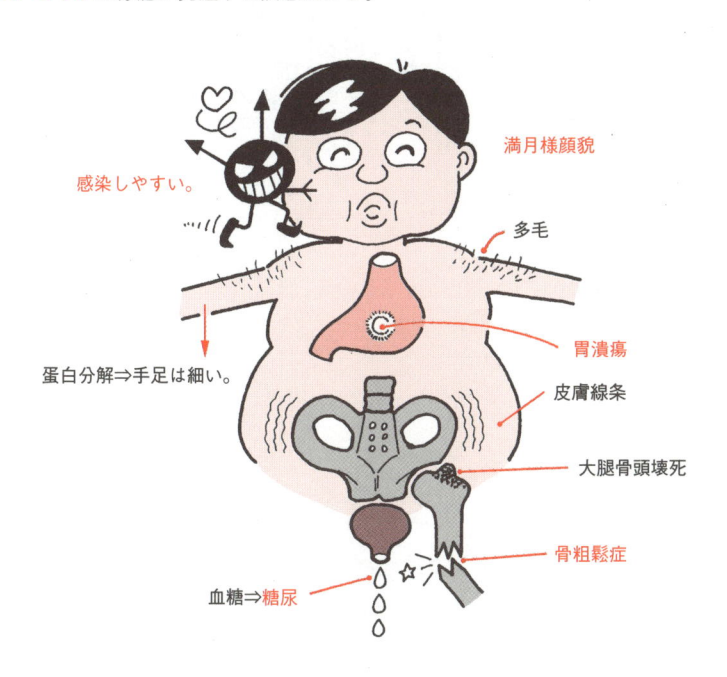

- 感染しやすい。
- 満月様顔貌
- 多毛
- 蛋白分解⇒手足は細い。
- 胃潰瘍
- 皮膚線条
- 大腿骨頭壊死
- 骨粗鬆症
- 血糖⇒糖尿

〔125〕の正解：1（胃酸分泌が抑えられる）〔126〕の正解：3（ヘリコバクター・ピロリ菌の除去は再発防止になる）

正解は次のページ

〔127〕看護師国試問題 100-A24

□副腎皮質ステロイド薬の作用はどれか。
1．炎症の抑制
2．食欲の抑制
3．免疫の促進
4．血糖の低下
5．血圧の低下

〔128〕看護師国試問題 97-A31

□副腎皮質ステロイド薬の副作用はどれか。
1．血糖値上昇
2．腎機能障害
3．白血球減少
4．菌交代現象

〔129〕看護師国試問題 99-P75

□長期間服用中，急に中止することによってショックを来す可能性があるのはどれか。
1．消炎鎮痛薬
2．抗アレルギー薬
3．副腎皮質ステロイド
4．ペニシリン系抗菌薬
5．マクロライド系抗菌薬

〔130〕看護師国試問題 86-A13

□非ステロイド性抗炎症薬でないのはどれか。
1．イブプロフェン
2．インドメタシン
3．フェナセチン
4．デキサメサゾン

〔131〕看護師国試問題 101-A78

□長期投与すると骨粗鬆症を発症するリスクが高まるのはどれか。
1．ビタミンD
2．ビタミンK
3．エストロゲン
4．ワルファリン
5．副腎皮質ステロイド

〔132〕看護師国試問題 102-P24

□長期の使用によって満月様顔貌（ムーンフェイス）になるのはどれか。
1．ヘパリン
2．インスリン
3．テオフィリン
4．プレドニゾロン
5．インドメタシン

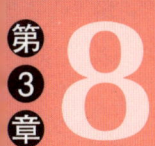

第3章 8 抗菌薬, 抗真菌薬, 抗ウイルス薬

抗生物質

- 抗生物質は副作用中心で勉強しよう！

ペニシリン系

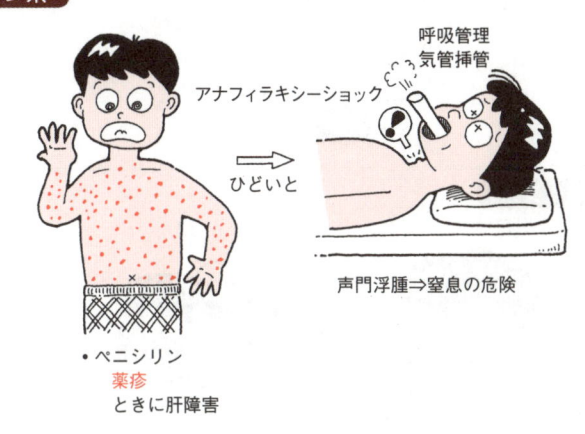

呼吸管理
気管挿管

アナフィラキシーショック

ひどいと

声門浮腫⇒窒息の危険

- ペニシリン
  薬疹
  ときに肝障害

アミノグリコシド系

- ストレプトマイシン（抗結核薬）
- カナマイシン
- ゲンタマイシンなど

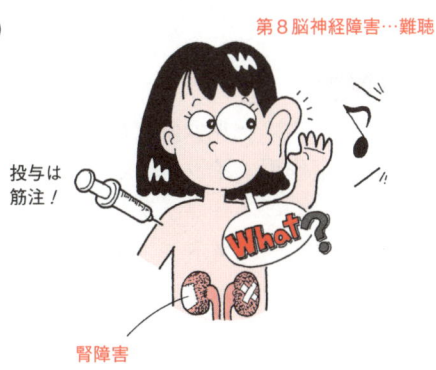

第8脳神経障害…難聴

投与は筋注！

腎障害

---

〔127〕の正解：1（強い抗炎症作用と抗浮腫作用がある）〔128〕の正解：1（糖質コルチコイドの作用により血糖値を上昇させる）〔129〕の正解：3（急に中断すると，副腎クリーゼ（急性副腎不全）⇒ショック状態の可能性がある）〔130〕の正解：4（デキサメサゾンは副腎皮質ステロイド薬）〔131〕の正解：5（骨粗鬆症は重要な副作用の一つ）〔132〕の正解：4（副腎皮質ホルモンの過剰分泌による脂肪の沈着による）

マクロライド系

- エリスロマイシン

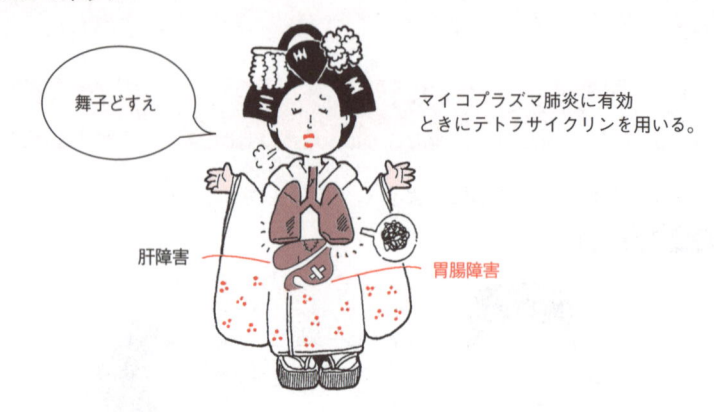

舞子どすえ

マイコプラズマ肺炎に有効
ときにテトラサイクリンを用いる。

肝障害　　胃腸障害

テトラサイクリン系

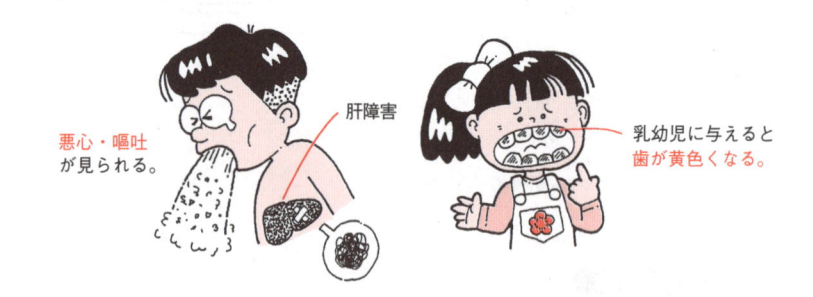

悪心・嘔吐
が見られる。

肝障害

乳幼児に与えると
歯が黄色くなる。

その他

- クロラムフェニコールの副作用：**造血障害**（再生不良性貧血）
- 抗結核薬の副作用：イソニアジド――末梢神経障害
　　　　　　　　　　リファンピシン――肝・腎障害
　　　　　　　　　　ストレプトマイシン――第8脳神経障害，腎障害
　　　　　　　　　　エタンブトール――視力障害
　　　　　　　　　　パラアミノサリチル酸――胃腸障害

合成抗菌薬

キノロン薬・ニューキノロン薬

◆抗菌スペクトルの広さと組織移行性の良さ（特に**尿路**）から近年最も多用されている合成抗菌薬。

※解熱鎮痛薬との併用で，けいれんを来す報告があり，使用上注意を要する。また，乱用により耐性菌の出現も問題となってきている。

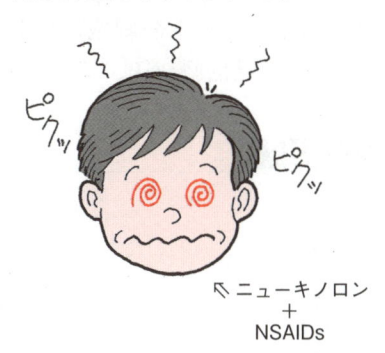

ニューキノロン
＋
NSAIDs

ST合剤

◆サルファ薬とトリメトプリムの合剤。

◆**AIDSによるニューモシスチス肺炎**の出現で，にわかに有名となった。

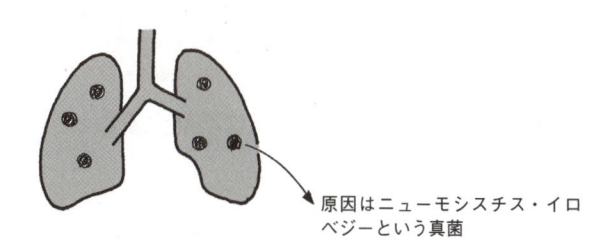

原因はニューモシスチス・イロベジーという真菌

抗真菌薬

◆真菌とは，平たく言えばカビのこと。
◆足白癬（水虫）のように，真菌が皮膚表面や角質にとどまっている場合（**表在性真菌症**）⇒**外用薬**（塗り薬）で治療。
◆奥深くさらには内臓にまで達する場合（**深在性真菌症**）⇒**内服薬**による治療が必要。
◆真菌には**細胞壁がある**が，ヒトの細胞には細胞壁はない。また，細胞膜の成分が全く異なる⇒抗真菌薬はこれらの違いを利用している。

ポリエン系（アンホテリシンB）

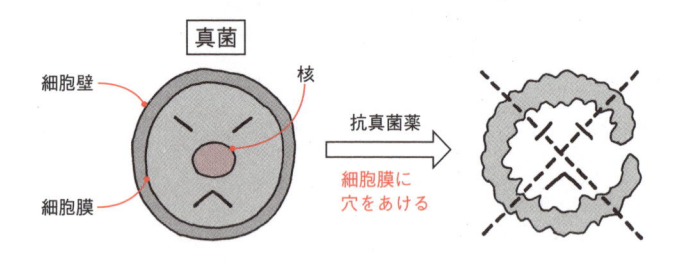

真菌
細胞壁
核
細胞膜
抗真菌薬
細胞膜に穴をあける

抗ウイルス薬

◆ウイルスはウイルスだけでは増殖することができない⇒**ヒトの細胞に感染**して増殖する。
◆抗ウイルス薬
　・ウイルスが細胞に感染するのを防ぐ。
　・ウイルスの細胞内での増殖を防ぐ。
　・細胞内で増殖したウイルスが細胞外へ出ていくのを防ぐ。
◆インフルエンザウイルス，ヘルペスウイルス，HIVウイルスに対する抗ウイルス薬が有名。

抗インフルエンザ薬（オセルタミビルなど）

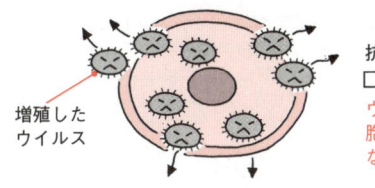

ヒトの細胞

増殖した
ウイルス

抗ウイルス薬
ウイルスが細胞から出られなくする

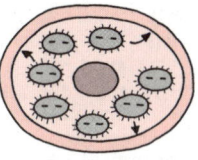

閉じ込められる

抗ヘルペス薬（アシクロビルなど）・抗ＨＩＶ薬

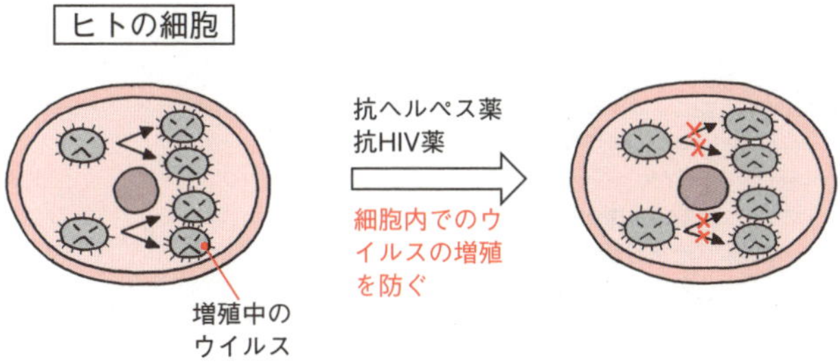

ヒトの細胞

増殖中の
ウイルス

抗ヘルペス薬
抗HIV薬
細胞内でのウイルスの増殖を防ぐ

正解は90ページ

〔133〕看護師国試問題　89-A22

□抗菌薬耐性菌による感染症で正しいのはどれか。
1．抗菌薬大量投与の適応である。
2．院内感染に留意する。
3．面会を禁止して隔離する。
4．菌の最小発育阻止濃度（MIC）は低い。

〔134〕看護師国試問題　98-P22

□薬剤とその副作用の組合せで**誤っている**のはどれか。
1．ヨード造影剤――――アナフィラキシーショック
2．セフェム系抗菌薬――――髄膜炎
3．副腎皮質ステロイド――――消化性潰瘍
4．アミノグリコシド系抗菌薬――――聴神経障害

〔135〕看護師国試問題　99-P16

□抗ウイルス薬はどれか。
1．ペニシリン
2．アシクロビル
3．エリスロマイシン
4．アンホテリシンB

〔136〕看護師国試問題　102-A15

□メチシリン耐性黄色ブドウ球菌〈MRSA〉に有効な薬はどれか。
1．バンコマイシン塩酸塩
2．セファゾリンナトリウム
3．ストレプトマイシン硫酸塩
4．ベンジルペニシリンカリウム

〔137〕看護師国試問題　84 A 83

□**誤っている**組合せはどれか。
1．アンホテリシンB：真菌の細胞膜を障害する。
2．テトラサイクリン：葉酸の代謝と拮抗する。
3．ペニシリン：細胞膜の合成を阻害する。
4．マイトマイシンC：核酸の合成を阻害する。

第3章 9 抗腫瘍薬

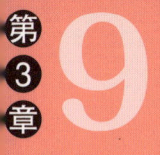

抗腫瘍薬

抗腫瘍薬
↓ 癌細胞，正常細胞を問わず……

全細胞に，DNA合成，RNA合成，細胞分裂などを阻害
↓
細胞増殖を抑制
↓
細胞分裂の盛んな骨髄での障害，つまり**造血障害**が起こりやすい。

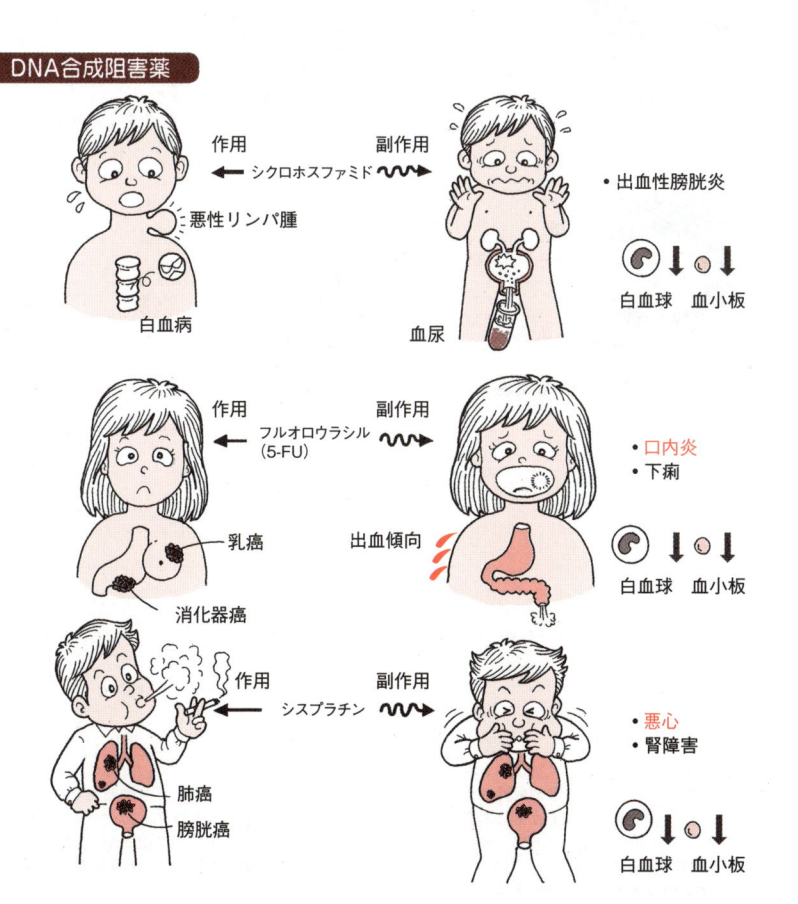

DNA合成阻害薬

作用 ← シクロホスファミド 〜〜〜 → 副作用
- 悪性リンパ腫
- 白血病
- 出血性膀胱炎
- 血尿
- 白血球↓ 血小板↓

作用 ← フルオロウラシル（5-FU）〜〜〜 → 副作用
- 乳癌
- 消化器癌
- 出血傾向
- 口内炎
- 下痢
- 白血球↓ 血小板↓

作用 ← シスプラチン 〜〜〜 → 副作用
- 肺癌
- 膀胱癌
- 悪心
- 腎障害
- 白血球↓ 血小板↓

抗生物質

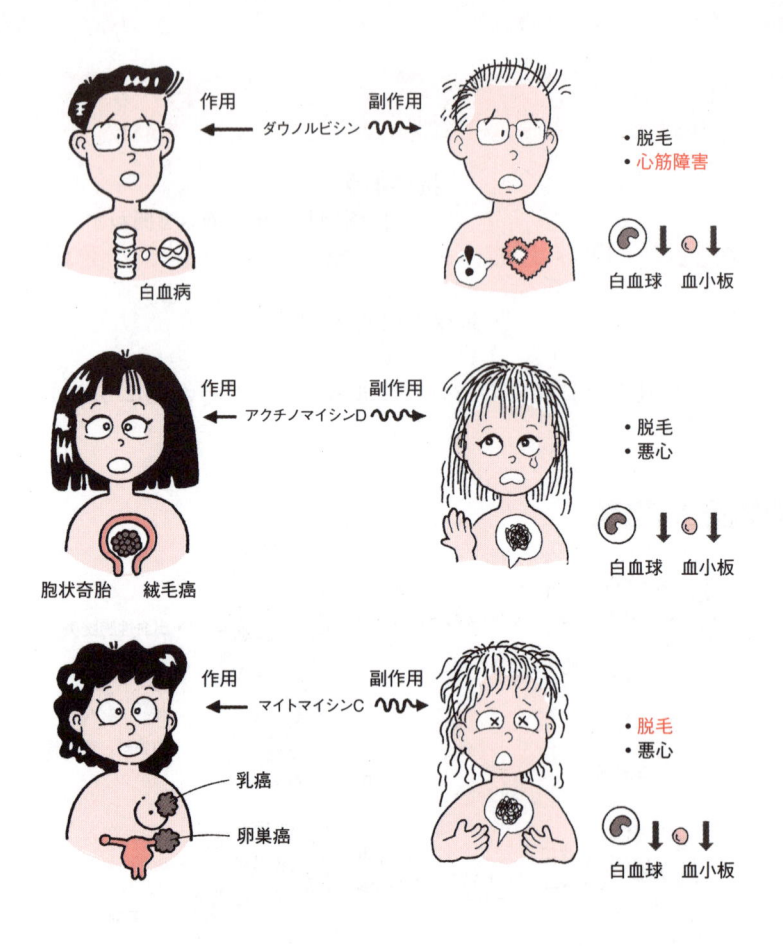

作用 ← ダウノルビシン ← 副作用
白血病
・脱毛
・心筋障害
白血球↓ 血小板↓

作用 ← アクチノマイシンD ← 副作用
胞状奇胎　絨毛癌
・脱毛
・悪心
白血球↓ 血小板↓

作用 ← マイトマイシンC ← 副作用
乳癌
卵巣癌
・脱毛
・悪心
白血球↓ 血小板↓

〔133〕の正解：2（多剤耐性のため，治療に難渋する）〔134〕の正解：2（髄膜炎でなく，アレルギー反応，腎機能障害などが起こり得る）〔135〕の正解：2（1：抗生物質，3：マクロライド系抗生物質，4：抗真菌薬）〔136〕の正解：1（ほとんどの抗生物質が効かないMRSAに有効である）
〔137〕の正解：2（テトラサイクリンは微生物に対して抗菌作用をもつ化学療法薬。葉酸代謝と拮抗するのはメトトレキサート）

正解は次のページ

〔138〕看護師国試問題　86-A12

□抗癌薬について正しいのはどれか。
1．副作用として骨髄毒性を伴うものが多い。
2．与薬方法は皮下注射が多い。
3．副作用の強さは腫瘍縮小効果と相関する。
4．消化器に対する副作用として胃潰瘍が多い。

〔139〕看護師国試問題　85-A12

□薬剤とその副作用について**誤っている**のはどれか。
1．シクロホスファミド――出血性膀胱炎
2．ダウノルビシン――――間質性肺炎
3．シスプラチン――――尿細管壊死
4．ビンクリスチン―――末梢神経障害

〔140〕看護師国試問題　97-A94

□嘔気・嘔吐が強く出現する抗悪性腫瘍薬はどれか。
1．シスプラチン
2．ブスルファン
3．ブレオマイシン
4．ビンクリスチン

〔141〕看護師国試問題　101-A16

□麻薬性鎮痛薬の副作用はどれか。
1．心悸亢進
2．食欲の亢進
3．腸蠕動の抑制
4．骨髄機能の抑制

〔142〕看護師国試問題　101-P16

□抗癌薬による骨髄機能抑制症状はどれか。
1．嘔　吐
2．脱　毛
3．下　痢
4．歯肉出血

薬理学

抗腫瘍薬

〔138〕の正解：1（白血球減少による感染症が問題となる）〔139〕の正解：2（ダウノルビシンでは心筋症，脱毛などが生じる）〔140〕の正解：1（シスプラチンやシクロホスファミドは催吐作用が最も強い抗癌薬）〔141〕の正解：3（平滑筋の緊張を高め蠕動運動を低下させる⇒便秘）〔142〕の正解：4（血液細胞への影響として血小板減少による出血傾向がある）

4 病理学

1 創傷治癒と異物処理 ……………… 94
2 循環系障害 …………………………… 96
3 浮　腫 ………………………………… 101
4 炎　症 ………………………………… 103
5 腫　瘍 ………………………………… 105
6 肺　癌 ………………………………… 109
7 消化管疾患 …………………………… 111
8 黄　疸 ………………………………… 114
9 肝硬変・肝癌 ………………………… 116
10 泌尿器・生殖器 ……………………… 118
11 脳腫瘍 ………………………………… 122
12 骨 ……………………………………… 124

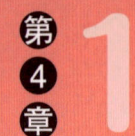

第4章 1 創傷治癒と異物処理

創傷治癒

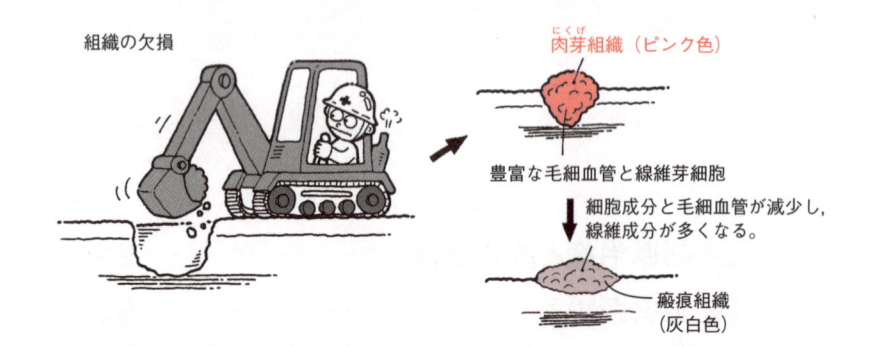

組織の欠損

肉芽組織（ピンク色）
豊富な毛細血管と線維芽細胞

↓ 細胞成分と毛細血管が減少し，線維成分が多くなる。

瘢痕組織（灰白色）

異物の処理

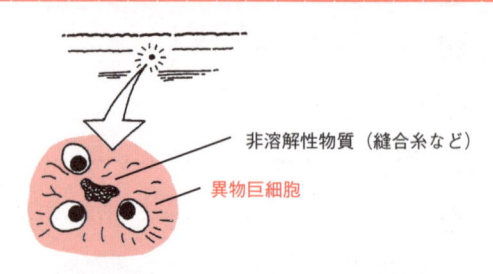

非溶解性物質（縫合糸など）
異物巨細胞
肉芽組織

非溶解性物質は異物巨細胞に囲まれて肉芽組織を形成する。この修復のことを被包という。

〔その他，異物に対する組織の修復機転〕
- **排　除**：異物が小さいときはマクロファージに貪食される。
- **器質化**：異物がある大きさ以上の場合，周囲からの肉芽組織に置換され組織の一部となる。
- **分　画**：壊死⇒壊死周囲の正常組織から肉芽形成が起こる⇒壊死部と正常部は分画⇒壊死組織は排除される。

正解は次のページ

〔143〕看護師国試問題　98-A23

□創傷治癒遅延と**関連が低い**のはどれか。
1. 貧　血
2. 高血糖
3. 高尿酸血症
4. 低アルブミン血症

〔144〕看護師国試問題　86-A18

□一次性創治癒をするのはどれか。
1. 切　創
2. 挫滅創
3. 銃　創
4. 咬　創

〔145〕看護師国試問題　100-A43

□創傷の治癒過程で正しいのはどれか。
1. 炎症期，増殖期，退行期に分けられる。
2. 創の局所を圧迫すると，治癒が促進される。
3. 一次治癒とは，創を開放したままにすることをいう。
4. 良好な肉芽の形成には，清潔な湿潤環境が必要である。

〔146〕看護師国試問題　102-A45

□術前の検査値で創傷治癒の遅延因子となるのはどれか。
1. 血清アルブミン低値
2. 血清総ビリルビン低値
3. 糸球体濾過値〈GFR〉高値
4. 動脈血酸素分圧〈PaO₂〉高値

第4章 2 循環系障害

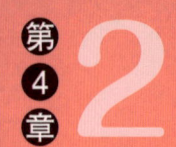

塞栓と塞栓症

- **塞栓症**：血管の中で固形物がつまってしまうこと。
- **塞栓**：つまってしまった物体のこと。
- **梗塞**：終末動脈がつまる⇒末梢部分が虚血状態⇒支配領域の組織が壊死すること。

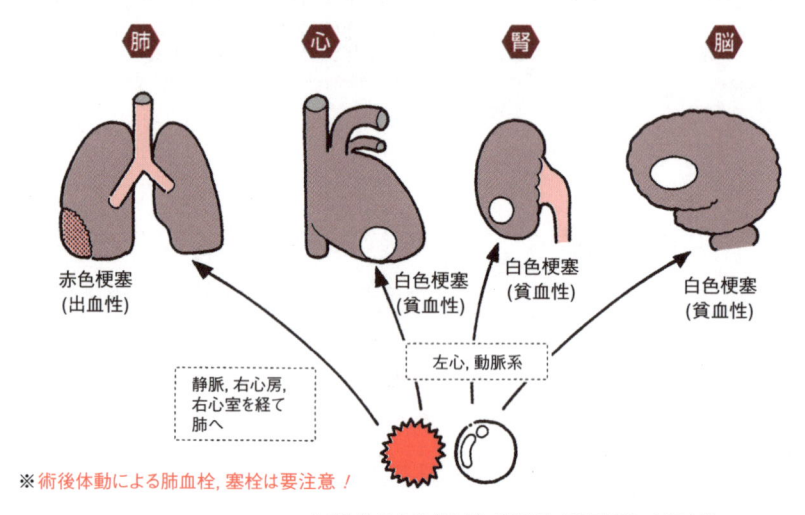

肺：赤色梗塞（出血性）
心：白色梗塞（貧血性）
腎：白色梗塞（貧血性）
脳：白色梗塞（貧血性）

静脈, 右心房, 右心室を経て肺へ

左心, 動脈系

※ 術後体動による肺血栓, 塞栓は要注意！

つまる物体は血栓（最多）, 脂肪滴, 腫瘍組織, 空気など

正解は次のページ

〔147〕看護師国試問題　101-P80

□血栓が存在することによって脳塞栓症を引き起こす可能性があるのはどれか。
1. 右心室
2. 左心房
3. 腎動脈
4. 上大静脈
5. 大腿静脈

---

〔143〕の正解：3（高尿酸血症は痛風, 関節炎）　〔144〕の正解：1（切り傷が鋭利で創が線条であれば創の一次治癒が得られる）　〔145〕の正解：4（1：炎症期, 増殖期, 成熟期, 2：悪化する, 3：二次治癒のこと）　〔146〕の正解：1（低栄養状態の指標は遅延因子となる）

正解は次のページ

[148] 看護師国試問題　100-A80

□下肢静脈血栓によって塞栓が起こる可能性があるのはどれか。
1. 腎動脈
2. 肺動脈
3. 大腿動脈
4. 椎骨動脈
5. 中大脳動脈

[149] 看護師国試問題　97-A93

□手術後に発症する肺血栓塞栓症で正しいのはどれか。
1. 離床数日後の発症が多い。
2. 発症しても死亡はまれである。
3. 高熱を伴って発症する。
4. 予防のための弾性ストッキングは手術直後から着用する。

動脈硬化症

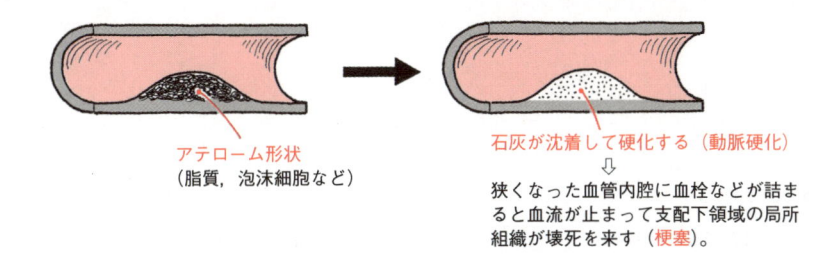

アテローム形状
(脂質, 泡沫細胞など)

石灰が沈着して硬化する（動脈硬化）
⇩
狭くなった血管内腔に血栓などが詰まると血流が止まって支配下領域の局所組織が壊死を来す（梗塞）。

◆脂質, 硝子様物質の沈着, 泡沫細胞, 血小板の蓄積による血管内腔の狭窄
- **冠動脈⇒心筋梗塞**
- **腎動脈⇒腎梗塞**
- **大腿動脈⇒下肢乾性壊疽**

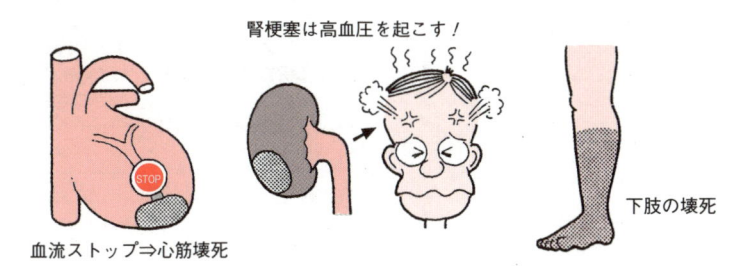

腎梗塞は高血圧を起こす！

血流ストップ⇒心筋壊死

下肢の壊死

[147] の正解：2（1・4・5：肺塞栓の原因。肺の手前で血栓、3：腎梗塞の原因）

循環系障害

心筋梗塞

発症後の検査値に異常が出現する時期と程度

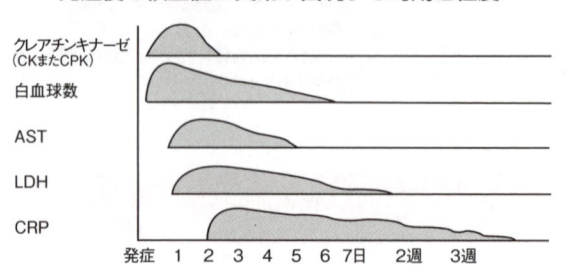

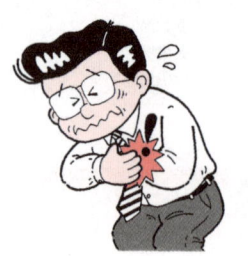

クレアチンキナーゼ（CKまたCPK）
白血球数
AST
LDH
CRP

発症 1 2 3 4 5 6 7日 2週 3週

正解は次のページ

[150] 看護師国試問題　86-A78

□急性心筋梗塞で最初にみられるのはどれか。
1．心電図上，Q波の出現
2．血清GOT値の上昇
3．血清CK値の上昇
4．心電図上，STの変化

[151] 看護師国試問題　101-A32

□急性心筋梗塞において上昇のピークが最も早いのはどれか。
1．AST〈GOT〉
2．ALT〈GPT〉
3．LD〈LDH〉
4．CK〈CPK〉

[152] 看護師国試問題　100-A54

□慢性心不全の患者の急性増悪を疑うのはどれか。
1．体重の減少
2．喘息様症状
3．下肢の熱感
4．くも状血管腫

[153] 看護師国試問題　97-A33

□心血管系の症状とアセスメントの組合せで正しいのはどれか。
1．頸静脈の怒張――中心静脈圧の低下
2．心尖拍動部の左方移動――右心室肥大
3．拡張期心雑音――弁の障害
4．大腿動脈拍動の減弱――レイノー現象

[148] の正解：2（肺動脈には心臓に還ってきた静脈血が最初に流れ込むため）　[149] の正解：1（長期臥床時に血栓ができ，離床のはずみで血流にのり動脈につまる）

うっ血とチアノーゼ

うっ血
- ◆心臓に向かう静脈血の血流が妨げられて**静脈血が増加**する状態。
- ◆局所性と全身性がある。
- ◆**下肢静脈瘤**は，長時間の立ち仕事や妊娠などによって下肢のうっ血を生じることが原因となる。

チアノーゼ
- ◆血中の**還元ヘモグロビン**が**5 g/dl**になった状態。
- ◆還元ヘモグロビンとは，酸素を**放出**したヘモグロビン。
- ◆**口唇，皮膚，爪床**に生じやすく，**青色**または**青紫色**になる。

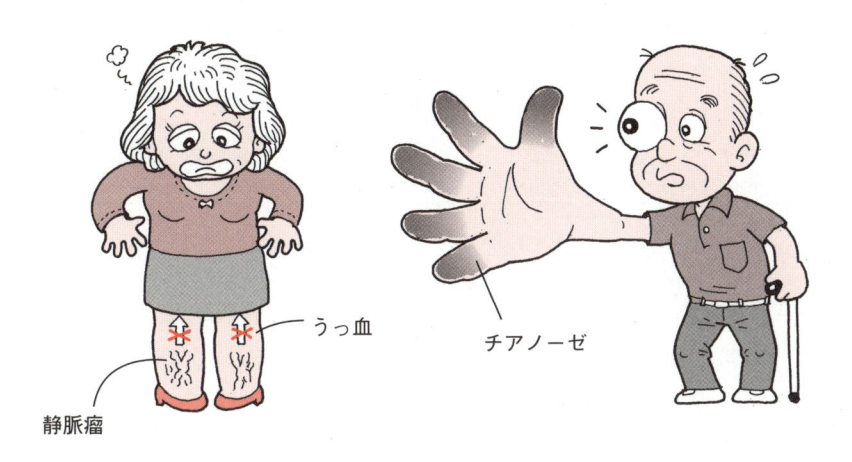

静脈瘤 — うっ血
チアノーゼ

〔150〕の正解：4（心筋梗塞発症後2時間からSTの上昇が出現し，次いで異常Q波がみられる）〔151〕の正解：4（CK（CPK）は24時間までにピークに達する）〔152〕の正解：2（肺循環障害により気道収縮が出現して気管支喘息と似た症状がみられる）〔153〕の正解：3（心臓の収縮・拡張⇒弁の開放や閉鎖⇒血流の振動⇒心雑音）

正解は次のページ

〔154〕看護師国試問題　91-A15

□循環障害と疾患との組合せで正しいのはどれか。
1. 虚　血―――解離性大動脈瘤
2. 充　血―――太田母斑
3. うっ血―――下肢静脈瘤
4. ショック――第1度熱傷

〔155〕看護師国試問題　100-A40

□体位とその目的で正しいのはどれか。
1. 心不全時の起坐位―――静脈還流量の減少
2. 悪心・嘔吐時の側臥位
　　　　　　　　　―――噴門部からの逆流減少
3. 腰椎麻酔後の頭部挙上―――換気量の増加
4. 腹水貯留時のファウラー位――横隔膜の上昇

〔156〕看護師国試問題　101-P11

□チアノーゼの際に増加しているのはどれか。
1. 直接ビリルビン
2. 間接ビリルビン
3. 酸化ヘモグロビン
4. 還元ヘモグロビン

〔157〕看護師国試問題　102-A12

□チアノーゼの際の皮膚の色に最も近いのはどれか。
1. 青
2. 赤
3. 黄
4. 白

第4章 3 浮腫

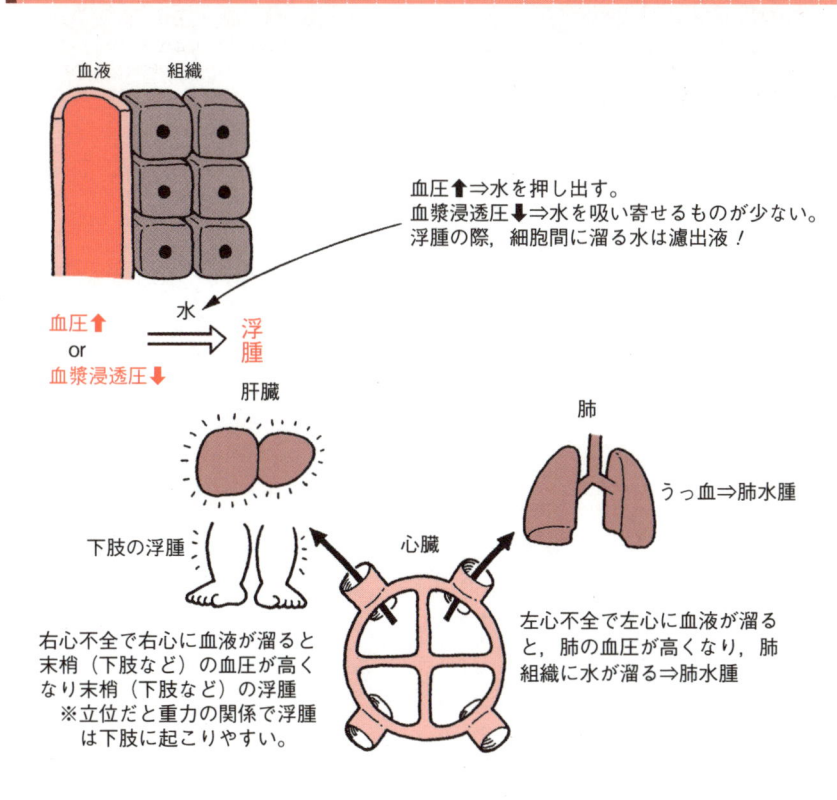

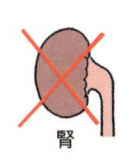

浮腫

血圧↑⇒水を押し出す。
血漿浸透圧↓⇒水を吸い寄せるものが少ない。
浮腫の際，細胞間に溜る水は濾出液！

血圧↑ or 血漿浸透圧↓ ⇒ 水 ⇒ 浮腫

下肢の浮腫

うっ血⇒肺水腫

右心不全で右心に血液が溜ると末梢（下肢など）の血圧が高くなり末梢（下肢など）の浮腫
※立位だと重力の関係で浮腫は下肢に起こりやすい。

左心不全で左心に血液が溜ると，肺の血圧が高くなり，肺組織に水が溜る⇒肺水腫

腎不全でナトリウムが体内に貯留すると，水分が体内に引かれ，血圧が上がる。
尿蛋白による喪失で低蛋白血症となり血漿浸透圧が下がる。
ともに浮腫の原因である。
ただし，腎不全による浮腫はなぜか眼瞼に出やすい。

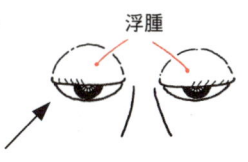

浮腫

〔154〕の正解：3（長時間立っているなどして慢性的にうっ血状態になると生じる）〔155〕の正解：1（起坐位にすると呼吸状態が改善するため）〔156〕の正解：4（皮膚血管の還元ヘモグロビンが5g/dl以上に増えた状態）〔157〕の正解：1（皮膚や粘膜が青紫色になる）

正解は次のページ

〔158〕看護師国試問題　66-P13

□浮腫について**誤っている**のはどれか。
1. 浮腫は組織間液の病的増加によって起こる。
2. 全身性浮腫の原因として，心臓，腎臓，肝臓，甲状腺の疾患が考えられる。
3. 局所性浮腫として定型的乳房切除術後に上腕浮腫がみられることがある。
4. 原因疾患の治療のほかナトリウム制限，利尿薬が用いられる。
5. 血漿膠質浸透圧の低下により浮腫は軽減する。

〔159〕看護師国試問題　89-A19

□浮腫とその発生機序との組合せで**誤っている**のはどれか。
1. 火傷による浮腫――血管壁透過性の亢進
2. 乳癌術後の患側肢の浮腫
　　　　　　　――リンパ管の閉塞
3. 心不全による浮腫――毛細血管内圧の上昇
4. ネフローゼ症候群による浮腫
　　　　　　　――血漿膠質浸透圧の上昇

第4章 炎症

炎症

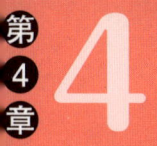

◆炎　症：感染，外傷，アレルギー反応などに伴う退行性変化（変性・変質），循環障害（充血），滲出による病変。局所組織の防衛反応といえる。

◆炎症の原因：
- 病原微生物…**細菌，ウイルス**，真菌，寄生虫など
- 物理的原因…創傷，打撲，日光放射性物質，温熱，寒冷など
- 化学的原因…**酸，アルカリ**，胆汁，薬など
- 免疫学的原因…**アレルギー反応**

◆**炎症の4徴**：**発赤・熱感・腫脹・疼痛**（さらに機能障害を含め5徴）

◆炎症の分類：
- **急性炎症**…**数日～4週間**で経過。循環障害，滲出，白血球（主に好中球）の浸潤が強く認められる。
- **慢性炎症**…**4週間～数年**の経過のもの。組織の増殖性変化が顕著。

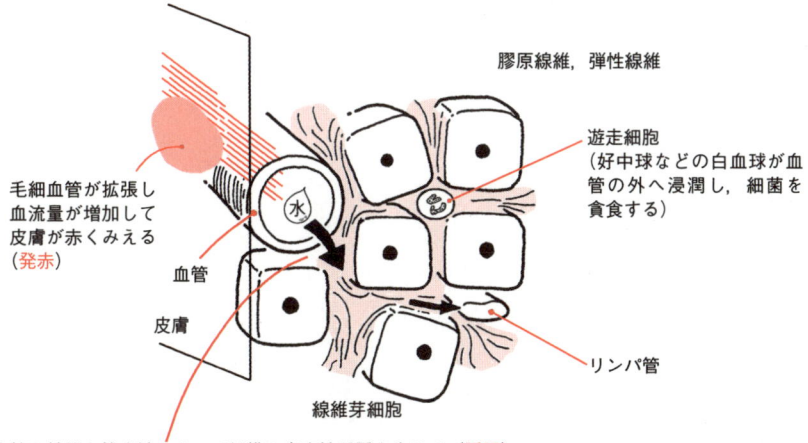

毛細血管が拡張し血流量が増加して皮膚が赤くみえる（**発赤**）
血管
皮膚
膠原線維，弾性線維
水
遊走細胞（好中球などの白血球が血管の外へ浸潤し，細菌を貪食する）
リンパ管
線維芽細胞

血管の拡張と滲出液によって組織の炎症性浮腫を生じる（腫脹）。
炎症では組織に浸潤してきたリンパ球などから放出されるサイトカインやプロスタグランジンなどが重要な役割を果たす。

〔158〕の正解：5（血漿膠質浸透圧低下により，浮腫を来す）　〔159〕の正解：4（蛋白の漏出により，膠質浸透圧は減少する）

正解は次のページ

〔160〕看護師国試問題 85-A15

□急性炎症の主な**徴候でない**のはどれか。
1. 発　熱
2. 腫　脹
3. 出　血
4. 疼　痛

〔161〕看護師国試問題 92-A16

□急性炎症に特徴的な血液の変化はどれか。2つ選べ。
1. 好中球の核左方移動
2. C反応性蛋白値の上昇
3. クレアチニン値の上昇
4. ASTの上昇

〔162〕看護師国試問題 89-A15

□炎症の局所症状と組織変化との組合せで正しいのはどれか。
1. 熱　感——末梢小動脈の収縮
2. 化　膿——組織の挫滅
3. 腫　脹——虚脱毛細血管の血流再充填
4. 硬　結——肉芽組織の増殖

第4章 5 腫瘍

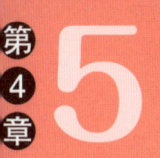

腫瘍の分類

良性腫瘍

◆良性腫瘍の発育は**遅い**。
◆膨張性に増殖するだけで，周囲の組織は破壊しない。
◆転移も起こさない。

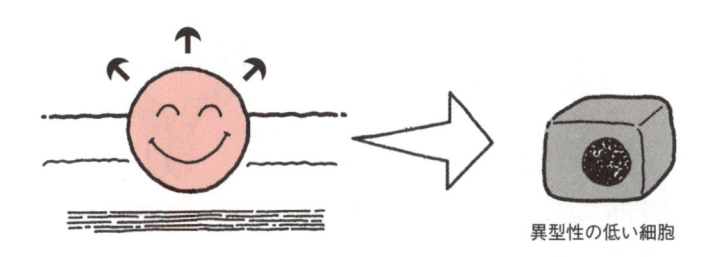

異型性の低い細胞

悪性腫瘍

◆悪性腫瘍の発育は**速い**。
◆周囲組織に侵入して**浸潤性増殖**を来す。
◆**転移**を起こすことも多い。

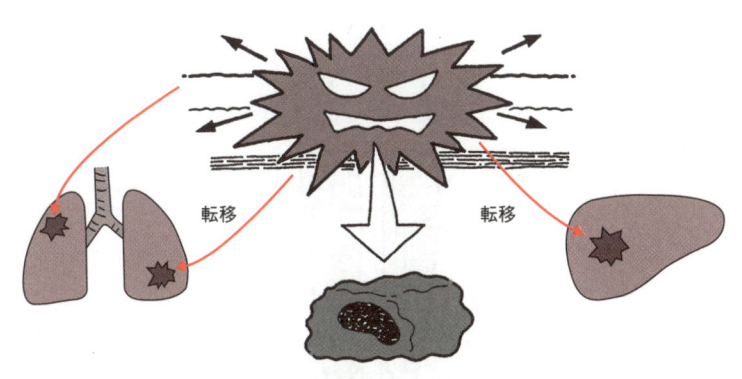

転移　　転移

異型性の高い細胞

〔160〕の正解：3（出血ではなく発赤が正しい）〔161〕の正解：1，2（急性炎症を起こすと末梢血中の好中球は幼若型が多くなる（核左方移動））〔162〕の正解：4（1：拡張，充血，2：化膿性の細菌や化学物質，3：血管から組織へ出ていった細胞や血漿の貯留による）

> 上皮性腫瘍

◆**上皮組織**（**扁平上皮**や**腺上皮**）にできる腫瘍
 ⇒**悪性**のものを一般に**癌**という。
◆組織型は原則として正常組織と類似。

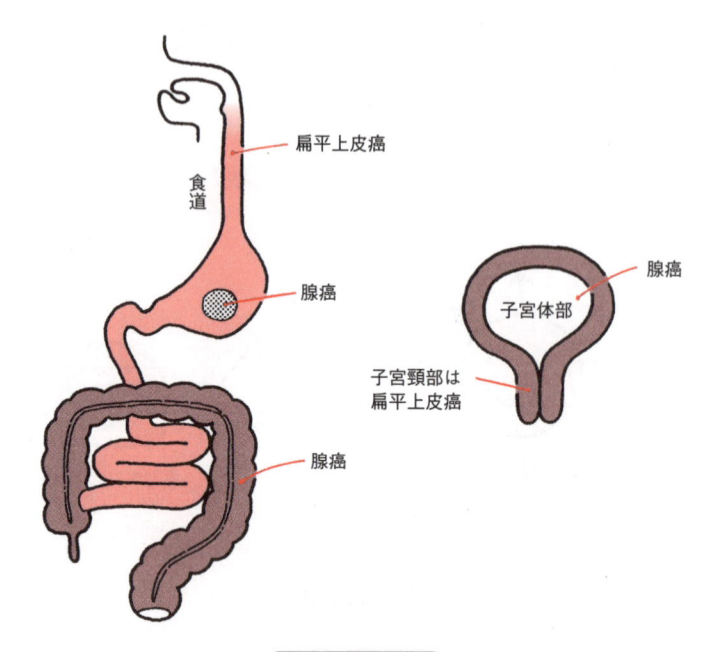

食道 — 扁平上皮癌
腺癌
腺癌
子宮体部
子宮頸部は扁平上皮癌
腺癌

> 非上皮性腫瘍

◆**非上皮組織**（**結合組織**，**筋組織**，**骨組織**など）にできる腫瘍
 ⇒**悪性**のものを**肉腫**という。

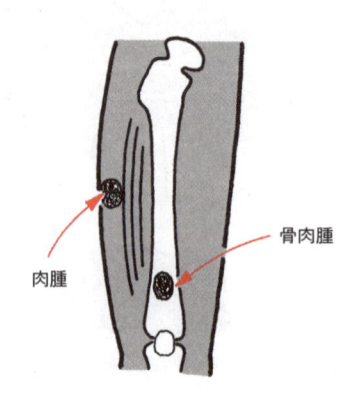

肉腫
骨肉腫

腫瘍の転移

◆転移形式は**血行性**，**リンパ行性**，**播種性**の３つ。

血行性は血液の流れを追え！

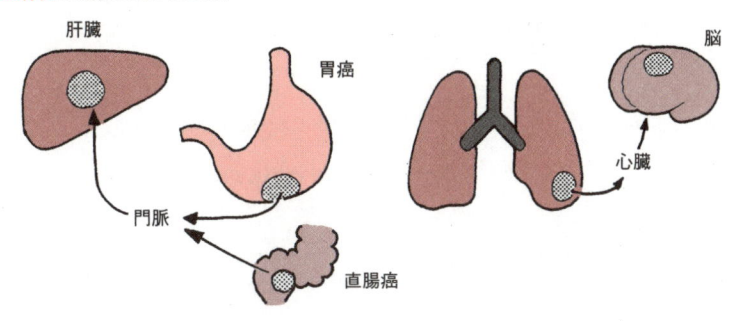

肝臓　胃癌　脳　心臓　門脈　直腸癌

リンパ行性は局所リンパ節（動脈に沿ってある）に転移

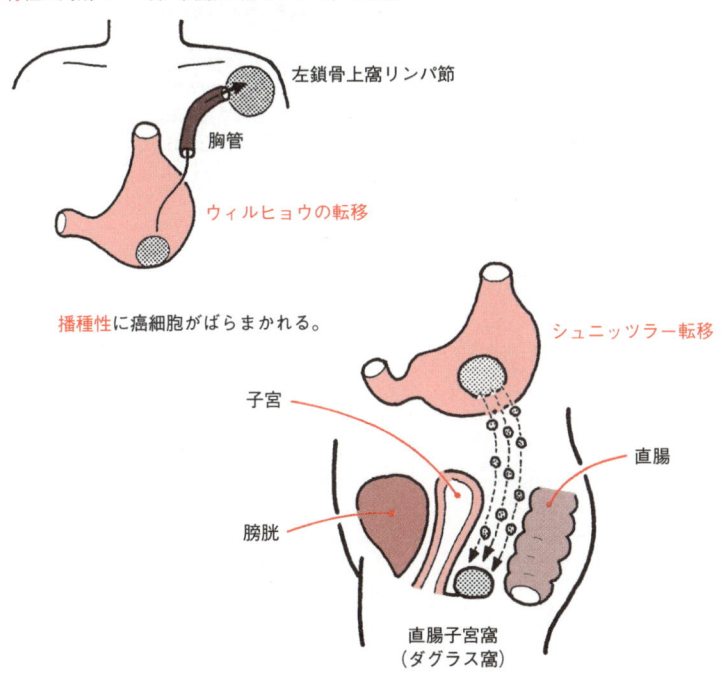

左鎖骨上窩リンパ節　胸管　ウィルヒョウの転移

播種性に癌細胞がばらまかれる。

シュニッツラー転移　子宮　直腸　膀胱　直腸子宮窩（ダグラス窩）

病理学

腫瘍 107

正解は次のページ

〔163〕看護師国試問題　82-A42

□悪性腫瘍の転移について正しいのはどれか。
1．肉腫は血行性転移よりもリンパ行性転移を起こしやすい。
2．血行性転移は肝と肺とに多くみられる。
3．ウィルヒョウ転移は血行性転移である。
4．シュニッツラー転移は卵巣に出現した播種性転移である。

〔164〕看護師国試問題　92-A25

□加齢と発癌との関係で正しいのはどれか。
1．癌抑制遺伝子が増幅する。
2．癌遺伝子が正常細胞に発生する。
3．ホルモン依存性癌が増加する。
4．癌ウイルスに感染しやすくなる。

〔165〕看護師国試問題　83-A19

□正しいのはどれか。
1．結腸癌は肺転移を起こしやすい。
2．肝細胞癌は肝硬変を合併しやすい。
3．胃癌は脳転移を起こしやすい。
4．膵臓癌は膵尾部に好発する。

〔166〕看護師国試問題　87-A18

□誤っている組合せはどれか。
1．肺　癌　———　小細胞癌
2．食道癌　———　移行上皮癌
3．子宮頸癌　———　扁平上皮癌
4．乳　癌　———　腺　癌

〔167〕看護師国試問題　87-A80

□正しいのはどれか。
1．早期胃癌は癌の深達度が粘膜下層までのものをいう。
2．胃ポリープは大腸ポリープに比べ癌化しやすい。
3．ボルマン分類は早期癌の分類に用いられる。
4．胃癌の肝転移をクルッケンベルグ腫瘍という。

〔168〕看護師国試問題　95-P28

□良性乳腺腫瘍の視診・触診で正しいのはどれか。
1．えくぼ症状がある。
2．境界は明瞭である。
3．表面に凹凸がある。
4．可動性が乏しい。

第4章 6 肺癌

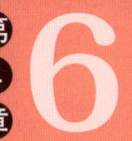

肺癌

◆原発性肺癌は発生部位別で2つ，組織型で4つに分類される。

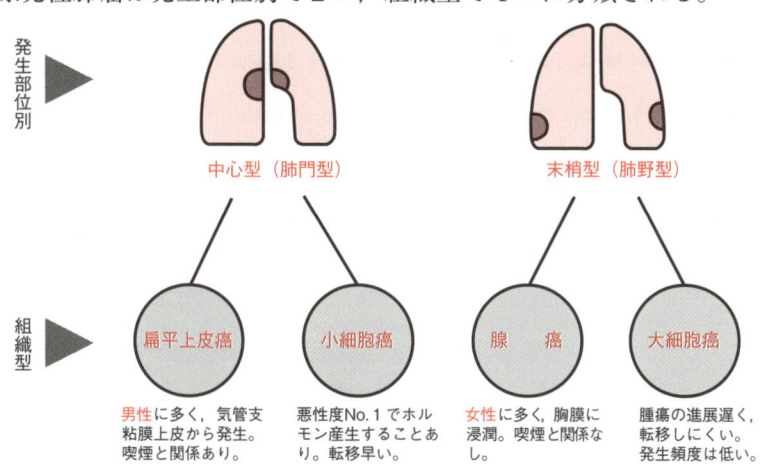

発生部位別
- 中心型（肺門型）
- 末梢型（肺野型）

組織型

- **扁平上皮癌**：男性に多く，気管支粘膜上皮から発生。喫煙と関係あり。
- **小細胞癌**：悪性度No.1でホルモン産生することあり。転移早い。
- **腺癌**：女性に多く，胸膜に浸潤。喫煙と関係なし。
- **大細胞癌**：腫瘍の進展遅く，転移しにくい。発生頻度は低い。

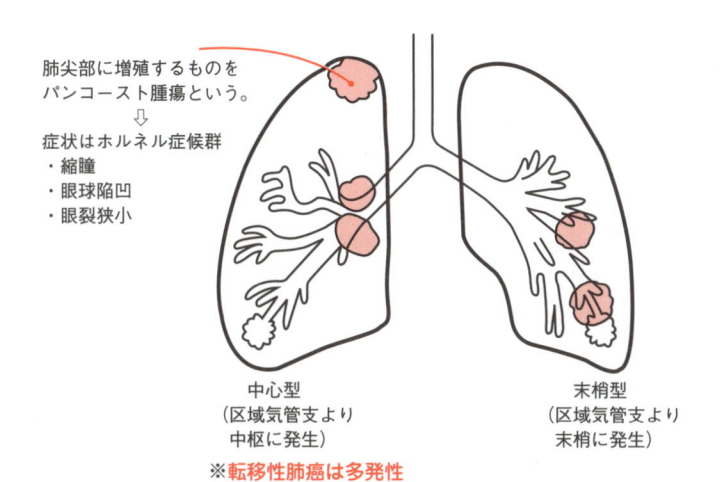

肺尖部に増殖するものをパンコースト腫瘍という。
⇩
症状はホルネル症候群
・縮瞳
・眼球陥凹
・眼裂狭小

中心型（区域気管支より中枢に発生）
末梢型（区域気管支より末梢に発生）

※**転移性肺癌は多発性**

病理学

---

〔163〕の正解：2（1：血行性転移が多い，3：リンパ行性転移，4：ダグラス窩）〔164〕の正解：3（男性の前立腺癌，女性の乳癌・子宮癌などホルモンに関与する癌は加齢とともに増加）〔165〕の正解：2（1：周辺のリンパ節などへ転移，3：癌性腹膜炎や肝転移が多い，4：膵頭部が多い）〔166〕の正解：2（移行上皮癌でなく扁平上皮癌が正しい）〔167〕の正解：1（2：大腸ポリープの方が異形型が多い，3：胃癌の進行度分類，4：クルッケンベルグ転移は卵巣への転移）〔168〕の正解：2（腫瘍の周囲に被膜を形成する良性腫瘍の特徴）

肺癌 109

正解は次のページ

[169] 看護師国試問題 99-P28

□肺癌で正しいのはどれか。
1. 日本では扁平上皮癌が最も多い。
2. 小細胞癌は抗癌薬の感受性が高い。
3. 喫煙との関連が最も強いのは腺癌である。
4. 喫煙指数が300以下では発生の危険性が高い。

[170] 看護師国試問題 81-A40

□肺癌について正しいのはどれか。
1. 扁平上皮癌は主として肺門部に発生する。
2. 腺癌は症状の発現が早いので早期に発見されることが多い。
3. 遠隔転移がなくても局所リンパ節転移のある例は手術の適応にならない。
4. 転移はまれで主として血行性に起こる。

[171] 看護師国試問題 86-A93

□肺癌について**誤っている**組合せはどれか。
1. 喫　煙　　　　　　　　腺　癌
2. ホルネル症候群　　　　パンコースト型肺癌
3. 転移・浸潤　　　　　　上大静脈症候群
4. 喀痰細胞診　　　　　　パパニコロウ染色

[172] 看護師国試問題 84-A88

□肺癌の組織型で予後が最も悪いのはどれか。
1. 扁平上皮癌
2. 腺　癌
3. 小細胞癌
4. 大細胞癌

第4章 7 消化管疾患

食道癌

◆食道は扁平上皮なので癌は**扁平上皮癌**。

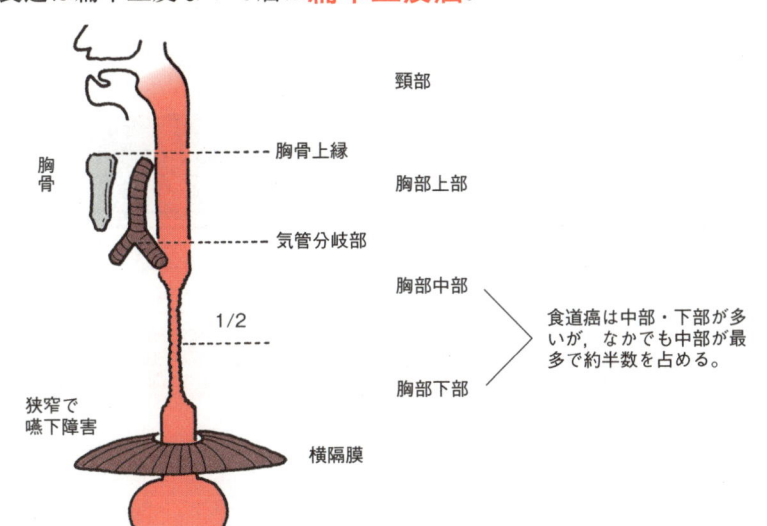

- 頸部
- 胸骨上縁
- 胸部上部
- 気管分岐部
- 胸部中部
- 1/2
- 胸部下部
- 狭窄で嚥下障害
- 横隔膜

食道癌は中部・下部が多いが，なかでも中部が最多で約半数を占める。

胃癌

◆早期胃癌
- 癌が**粘膜層および粘膜下層内**にとどまっているもの。
- **リンパ節転移があってもなくてもよい。**
- 下図のように3つの型に分類される。

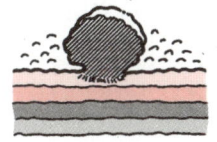

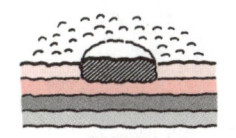

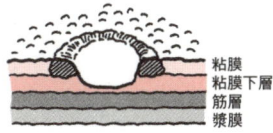

隆起型　　表面型　　陥凹型

粘膜／粘膜下層／筋層／漿膜

---

〔169〕の正解：2（1：腺癌が最多，3：扁平上皮癌との関係が最も強い，4：400以上）〔170〕の正解：1（扁平上皮癌，小細胞癌は肺門部，腺癌，大細胞癌は肺野部）〔171〕の正解：1（腺癌ではなく扁平上皮癌）〔172〕の正解：3（小細胞癌は早期にリンパ行性，血行性転移を起こし，この中で予後が最も悪い）

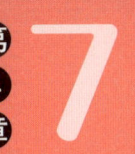

消化管疾患

◆進行胃癌 ｛・粘膜下層を越えて浸潤したもの。
・肉眼型により下図のように分類される。

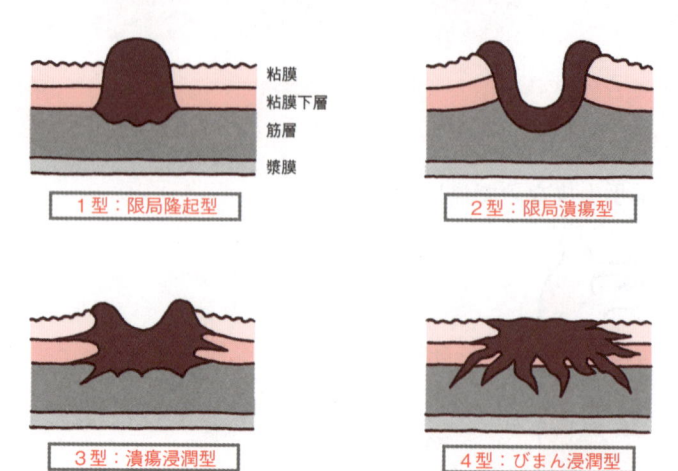

粘膜
粘膜下層
筋層
漿膜

1型：限局隆起型

2型：限局潰瘍型

3型：潰瘍浸潤型

4型：びまん浸潤型

胃潰瘍

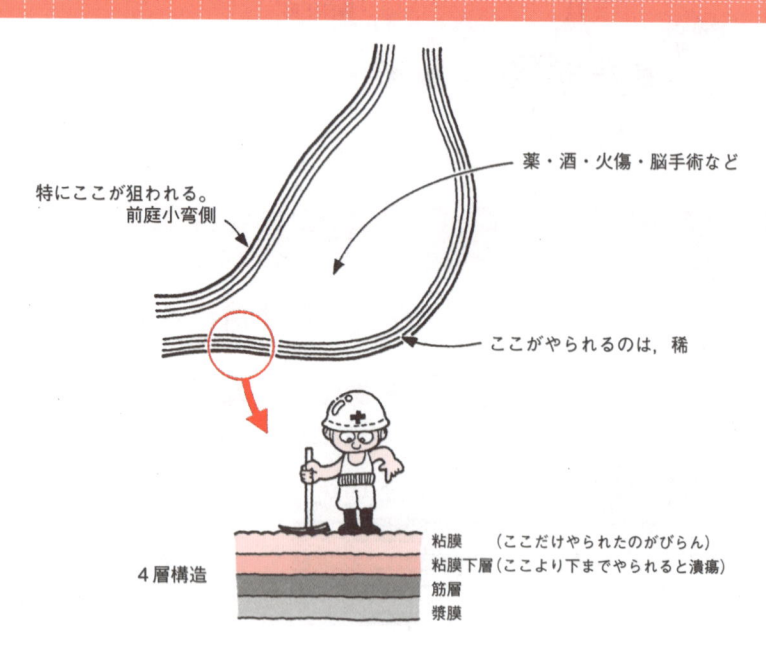

特にここが狙われる。
前庭小弯側

薬・酒・火傷・脳手術など

ここがやられるのは，稀

4層構造

粘膜　　（ここだけやられたのがびらん）
粘膜下層（ここより下までやられると潰瘍）
筋層
漿膜

正解は次のページ

〔173〕看護師国試問題　98-A26

□消化管の異常とその原因の組合せで正しいのはどれか。
1．麻痺性イレウス―――腸捻転症
2．絞扼性イレウス―――胆石発作
3．弛緩性便秘―――――糖尿病自律神経障害
4．痙攣性便秘―――――硫酸モルヒネの内服

〔174〕看護師国試問題　97-A40

□大腸癌で正しいのはどれか。
1．男性の悪性新生物死亡数で第1位である。
2．発生部位では直腸癌の割合が増加している。
3．食物繊維摂取量を減らすことが予防に有効である。
4．便潜血反応2日法を一次スクリーニングに用いる。

〔175〕看護師国試問題　97-A15

□胃潰瘍の患者にみられる少量の吐血の特徴はどれか。
1．泡沫状
2．アルカリ性
3．アンモニア臭
4．コーヒー残渣様

〔176〕看護師国試問題　101-A12

□右季肋部の疝痛発作を特徴とする疾患はどれか。
1．胃　癌
2．腸閉塞
3．胆石症
4．十二指腸潰瘍

〔177〕看護師国試問題　97-A16

□空腹時の腹痛を特徴とする疾患はどれか。
1．虫垂炎
2．胆石症
3．イレウス
4．十二指腸潰瘍

〔178〕看護師国試問題　79-A105

□消化管出血について正しいのはどれか。
1．タール便の場合は直腸癌が考えられる。
2．潜血便は下部小腸癌が考えられる。
3．クローン病の主症状は下血である。
4．食道静脈瘤からの出血は肝硬変による場合が多い。

第4章 8 黄疸

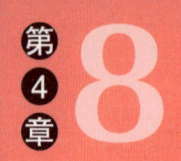

黄疸

ビリルビン君の旅

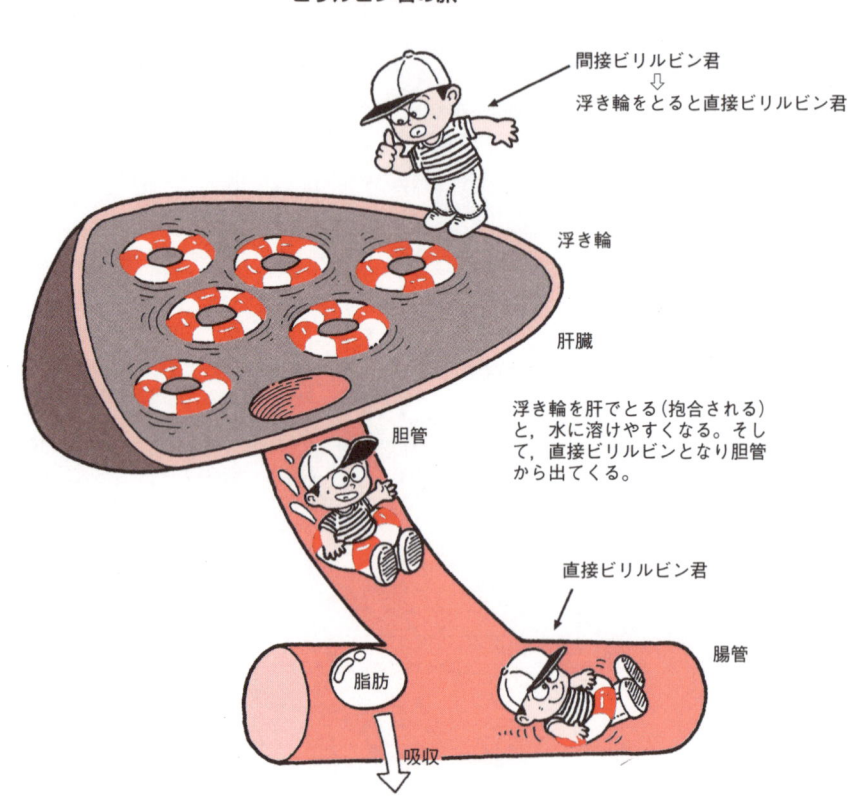

間接ビリルビン君
⇩
浮き輪をとると直接ビリルビン君

浮き輪

肝臓

浮き輪を肝でとる（抱合される）と，水に溶けやすくなる。そして，直接ビリルビンとなり胆管から出てくる。

胆管

直接ビリルビン君

腸管

脂肪

吸収

肝で浮き輪がとれない（抱合されない）と**間接型ビリルビン上昇型黄疸**，胆管がつまると**直接型ビリルビン上昇型黄疸**が生じる。
その他，溶血，自己免疫，薬剤によっても生じる。

〔173〕の正解：3（糖尿病の合併症の一つである自律神経障害は，腸管運動麻痺を来し，弛緩性便秘を起こしうる）〔174〕の正解：4（1：肺癌が1位，2：結腸癌）〔175〕の正解：4（吐血量が少なくコーヒー残渣様の場合，胃潰瘍や十二指腸潰瘍のことが多い）〔176〕の正解：3（胆石症は右季肋部に疝痛をもたらす代表的な疾患）〔177〕の正解：4（空腹時の心窩部痛や背部痛は十二指腸潰瘍の特徴．摂食により軽減する）〔178〕の正解：4（1：消化性潰瘍，2：直腸からの出血を考える，3：腹痛，下痢，貧血など）

正解は次のページ

〔179〕**看護師国試問題** 100-P13

□黄疸を最も確認しやすいのはどれか。
1．爪　床
2．毛　髪
3．耳たぶ
4．眼球結膜

〔180〕**看護師国試問題** 102-P11

□血中濃度が上昇すると黄疸となるのはどれか。
1．グルコース
2．ビリルビン
3．クレアチニン
4．総コレステロール

〔181〕**看護師国試問題** 94-A13

□黄疸のある患者に起こりやすい症状はどれか。
1．色覚異常
2．瘙痒感
3．関節痛
4．脱　毛

第4章 9 肝硬変・肝癌

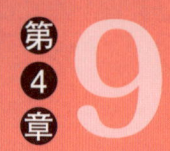

肝硬変と肝癌

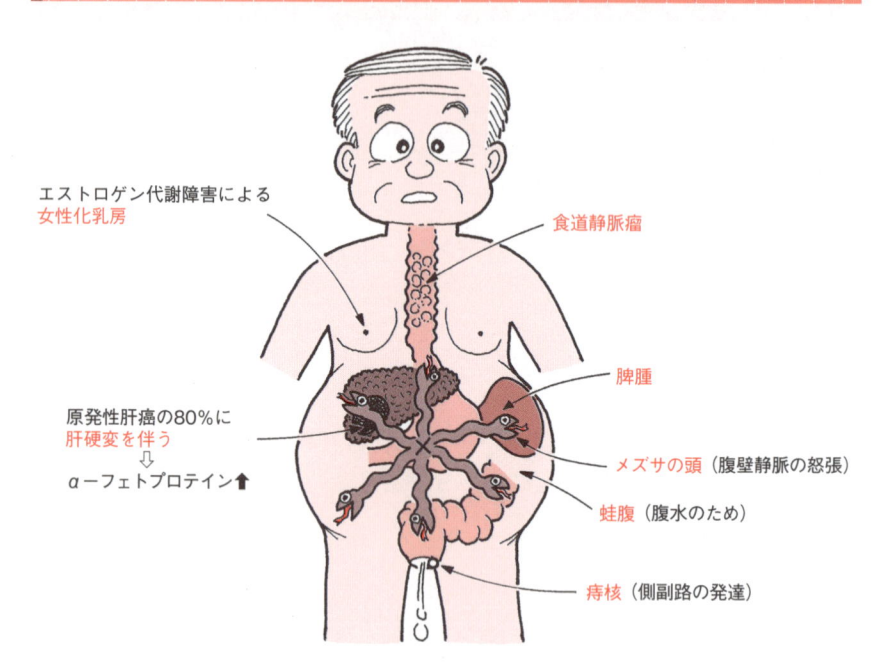

- エストロゲン代謝障害による **女性化乳房**
- **食道静脈瘤**
- **脾腫**
- 原発性肝癌の80％に **肝硬変を伴う** → α-フェトプロテイン↑
- **メズサの頭**（腹壁静脈の怒張）
- **蛙腹**（腹水のため）
- **痔核**（側副路の発達）

- 肝臓の状態を把握するには，正常時の肝機能を理解していればOK！ 次の8項目のみ覚えよう。

物質の産生	肝硬変になると
グリコーゲン	耐糖能異常
アルブミン	低アルブミン血症で浮腫・腹水
血液凝固因子	出血傾向
コレステロール	低コレステロール血症
物質の代謝	**肝硬変になると**
ステロイドホルモン代謝	女性化乳房，手掌紅斑
芳香族アミノ酸⇒分岐鎖アミノ酸	肝性脳症
アンモニア⇒尿素	肝性脳症
低級脂肪酸の除去	

〔179〕の正解：4（眼球結膜から始まり，顔，体幹，四肢の順に遠心性に拡大） 〔180〕の正解：2（血中ビリルビン量が病的に増加した状態） 〔181〕の正解：2（皮膚へのビリルビン沈着により瘙痒感が生じる）

正解は次のページ

〔182〕看護師国試問題　82-A109

□肝転移を最も起こしやすいのはどれか。
1．乳癌
2．食道癌
3．胃癌
4．結腸・直腸癌

〔183〕看護師国試問題　89-A88

□肝硬変で腹水と脳症とがある患者に対して禁忌となるのはどれか。
1．食塩の制限
2．便通の調整
3．高蛋白食の摂取
4．利尿薬の内服

〔184〕看護師国試問題　90-A95

□肝硬変で皮下出血，腹水貯留および手指の振戦がある患者の指導で適切なのはどれか。
1．高蛋白食を勧める。
2．ビタミンKの摂取を勧める。
3．運動の必要性を説明する。
4．皮下出血で瘙痒感が出現すると説明する。

〔185〕看護師国試問題　82-A82

□誤っているのはどれか。
1．A型肝炎は肝硬変への移行が高率である。
2．肝硬変では消化管に静脈瘤を形成することが多い。
3．幽門狭窄は十二指腸潰瘍によるものが多い。
4．イレウスでは脱水症状を伴うことが多い。

第4章 10 泌尿器・生殖器

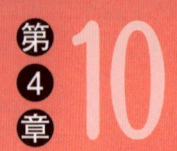

泌尿器の腫瘍

50歳以上男性に多い

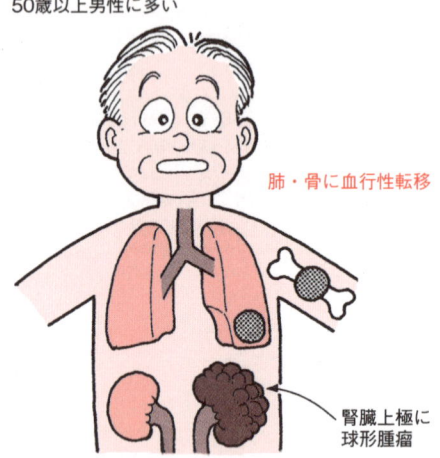

肺・骨に血行性転移

腎臓上極に球形腫瘤

腎細胞癌（グラウィツ Grawitz 腫瘍）

乳幼児に発生

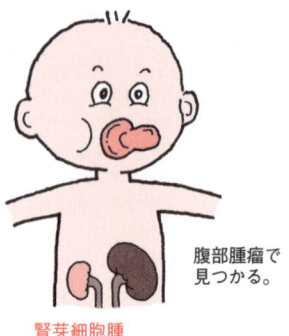

腹部腫瘤で見つかる。

腎芽細胞腫（ウィルムス Wilms 腫瘍）

正解は次のページ

[186] 看護師国試問題　101-P82

□慢性腎不全で正しいのはどれか。
1. 高蛋白食が必要である。
2. 高カルシウム血症となる。
3. 最も多い原因は腎硬化症である。
4. 糸球体濾過値（GFR）は正常である。
5. 代謝性アシドーシスを起こしやすい。

[187] 看護師国試問題　87-A65

□腎疾患について正しいのはどれか。
1. 腎前性の急性腎不全は多尿を起こす。
2. 腎疾患の末期にはアルカローシスを起こす。
3. 腎癌の症状の一つとして血尿がある。
4. 多発性嚢胞腎は尿毒症を起こさない。

---

[182]の正解：3（肝臓には悪性腫瘍の血行性転移や隣接臓器からの浸潤が起こりやすい）[183]の正解：3（高蛋白食を摂取⇒アンモニアや芳香族アミノ酸が発生⇒脳症悪化）[184]の正解：2（皮下出血は肝機能低下の脾機能亢進による血小板減少とビタミンK吸収障害によるプロトロンビン時間延長のためであるので，不足のビタミンK摂取は正しい）[185]の正解：1（B型およびC型肝炎が重要な因子である）

[188] 看護師国試問題　91-A25

□慢性腎不全Ⅲ期になって出現するのはどれか。
1．夜間多尿
2．高窒素血症
3．電解質異常
4．貧　血

[189] 看護師国試問題　83-A78

□尿路感染症で正しいのはどれか。
1．男性に多い。
2．上行性感染が多い。
3．血尿と蛋白尿とが証明される。
4．蛋白質と水分とを制限する。

男性生殖器の疾患

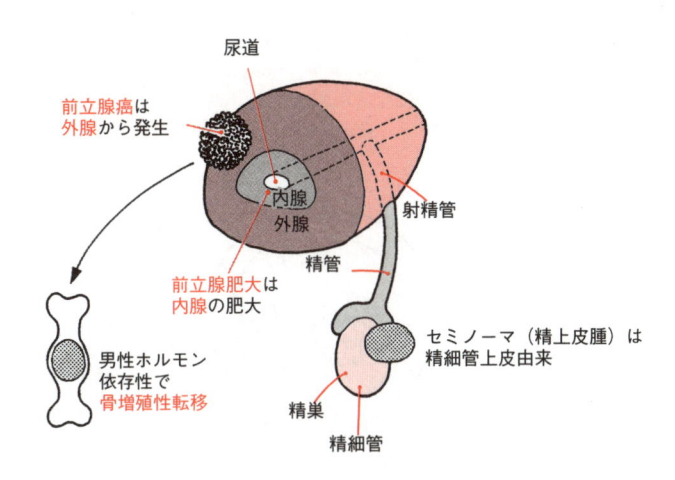

尿道
前立腺癌は外腺から発生
内腺
外腺
射精管
精管
前立腺肥大は内腺の肥大
男性ホルモン依存性で骨増殖性転移
セミノーマ（精上皮腫）は精細管上皮由来
精巣
精細管

[186]の正解：5（血漿HCO_3^-が減少⇒pHが低下し血液が酸性＝代謝性アシドーシス）　[187]の正解：3（1：乏尿，2：アシドーシス，4：尿毒症の他，血尿，蛋白尿など）

乳癌

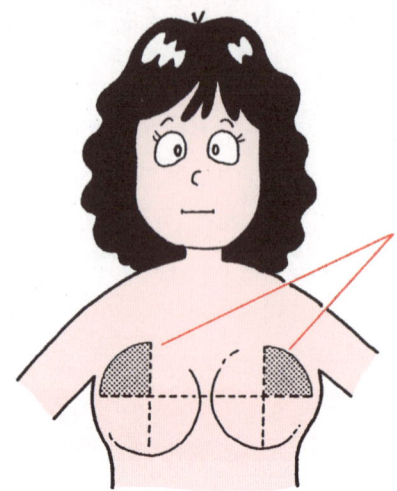

乳癌は乳管上皮より発生し，**外側上部4分円に好発**

エストロゲン受容性のある乳癌には，ホルモン療法（抗エストロゲン薬）を行う。

女性生殖器の疾患

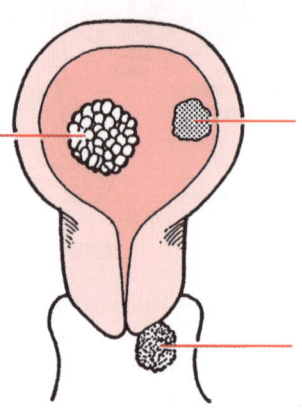

胞状奇胎は絨毛から発生（つまり妊娠しないとならない）

hCG↑で

胞状奇胎 ⇒ 侵入奇胎 ＋ 絨毛癌
　　　　　　〈良〉　　　〈悪〉
と進行する。

子宮体癌は腺癌で，近年増加傾向。
血性帯下で発見。
未産婦に多い。

子宮頸癌は扁平上皮癌で，モコモコとカリフラワー状になる。
はじめは性行為などの接触出血，そして血性帯下などの症状が出る。
多産婦に多い。

正解は次のページ

〔190〕看護師国試問題　101-P34

□前立腺癌について正しいのはどれか。
1．骨への転移は稀である。
2．血清PSA値が上昇する。
3．内分泌療法は無効である。
4．α交感神経遮断薬が有効である。

〔191〕看護師国試問題　82-A126

□血中および尿中にゴナドトロピンが増加する疾患はどれか。
1．腟　癌
2．子宮頸癌
3．子宮体癌
4．絨毛癌

〔192〕看護師国試問題　100-P61

□卵巣がんの特徴はどれか。
1．20歳代での発症が多い。
2．初期の段階では無症状の場合が多い。
3．ホルモン療法には腫瘍縮小効果がある。
4．ヒトパピローマウイルス感染が関与している。

〔193〕看護師国試問題　98-P26

□胞状奇胎後に発生しやすいのはどれか。
1．乳　癌
2．絨毛癌
3．卵巣癌
4．子宮頸癌

第4章 11 脳腫瘍

脳腫瘍

◆脳腫瘍には次の3つが多く見られる。
1. **神経膠腫**…神経膠細胞から発生する腫瘍で悪性のものも多い。
2. **髄膜腫**…脳膜に発生する良性腫瘍。
3. **神経鞘腫**…シュワン細胞から発生する良性腫瘍で、大部分が第8脳神経に生じる。

これらの脳腫瘍を、CTやMRIをもとに勉強してみよう！

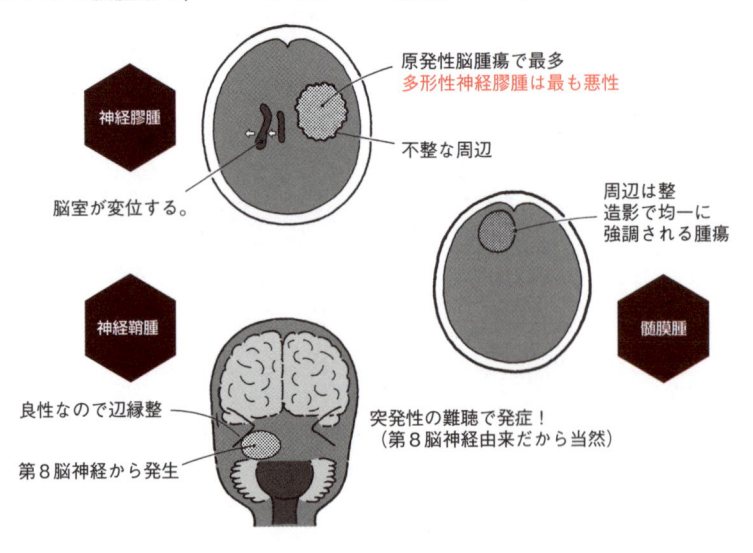

神経膠腫
- 脳室が変位する。
- 原発性脳腫瘍で最多
- 多形性神経膠腫は最も悪性
- 不整な周辺

髄膜腫
- 周辺は整
- 造影で均一に強調される腫瘍

神経鞘腫
- 良性なので辺縁整
- 第8脳神経から発生
- 突発性の難聴で発症！（第8脳神経由来だから当然）

◆転移性脳腫瘍：**肺癌**からの転移が最多で胃癌、腎臓癌、乳癌からも多い。
◆頭蓋咽頭腫：**小児**に多く、尿崩症を生じる。
◆下垂体腫瘍：下垂体機能 ↓ or ↑、視野欠損

---

〔190〕の正解：2（PSA（前立腺特異抗原）は前立腺肥大症などで高値になる）〔191〕の正解：4（着床した妊卵の絨毛上皮から発生する絨毛癌が、絨毛性ゴナドトロピンを分泌するため）〔192〕の正解：2（1：40～50歳代、3：外科手術と化学療法、4：子宮頸癌の特長）〔193〕の正解：2（絨毛癌の50％は胞状奇胎妊娠後に発生するが、25％は正常妊娠後に、25％は子宮外妊娠あるいは流産後に発生）

正解は次のページ

〔194〕看護師国試問題　98-A24

□転移性脳腫瘍の患者。脳の冠状断面の模式図を示す。意識はあるが，図の矢印の方向に圧がかかり始めている。
この時点で最も起こりやすいのはどれか。
1．頻　脈
2．呼吸異常
3．右片麻痺
4．血圧下降

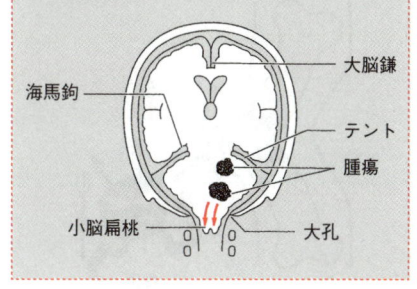

（図：大脳鎌，海馬鈎，テント，腫瘍，小脳扁桃，大孔）

〔195〕看護師国試問題　93-P19

□視神経交叉部上の下垂体腫瘍による圧迫で視野欠損が起こるのはどれか。
1．右眼の全視野
2．両眼の耳側の視野
3．左眼の鼻側の視野
4．左眼の鼻側と右眼の耳側の視野

〔196〕看護師国試問題　74-P19

□次のうち**誤っている**のはどれか。
1．末端肥大症は下垂体腫から分泌されるプロラクチンによって起こる。
2．脳実質より生じるグリオーマにはさまざまな悪性度のものがある。
3．神経鞘腫は主として聴神経に多く生じるが，他の脳腫瘍からも生じ得る。
4．髄膜腫は脳を包む被膜より生じる良性腫瘍である。
5．頭蓋咽頭腫（クラニオファリンジオーマ）は主に小児期に生じる腫瘍である。

病理学

脳腫瘍

第4章 12 骨

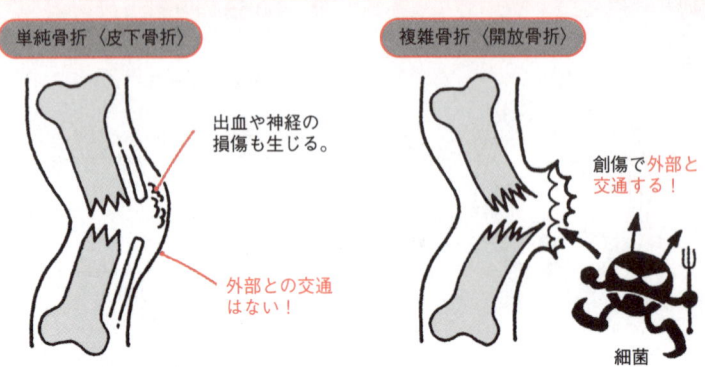

骨

単純骨折〈皮下骨折〉
- 出血や神経の損傷も生じる。
- 外部との交通はない！

複雑骨折〈開放骨折〉
- 創傷で外部と交通する！
- 細菌

単純骨折と複雑骨折の違いに注意する。めちゃくちゃに折れていても，外部との交通がなければ複雑骨折ではない。

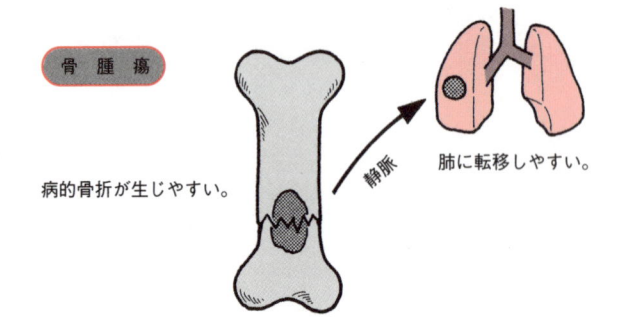

骨腫瘍

病的骨折が生じやすい。

骨転移 → 肺に転移しやすい。

◆**骨肉腫**
- **非上皮性腫瘍**で，上皮性腫瘍である癌とは別物！
- 骨髄内の骨組織に原発。
- 若年者の**大腿骨下端**と**脛骨上端**に好発。
- 予後は非常に**悪い**。

---

〔194〕の正解：2（脳幹が圧迫されるとチェーンストークス呼吸が生じ，呼吸停止を起こす）〔195〕の正解：2（1：右側の視神経レベル障害で起こる，3：交叉部以外，4：左側の視索以後の障害で起こる）〔196〕の正解：1（1：プロラクチンではなく成長ホルモン，3：フォンレックリングハウゼン病では視神経にも生じやすい）

◆**軟骨肉腫**
- 軟骨細胞に原発する悪性腫瘍。
- 大腿骨，上腕骨，骨盤などに好発。
- 予後は**骨肉腫より良い**。

◆**骨巨細胞腫**
- 骨髄腔の非骨原性の結合組織に由来する腫瘍。
- ほとんどは良性だが悪性のものもある。
- 大腿骨下端，脛骨上端に好発する。
- **再発**することが多い。

正解は次のページ

〔197〕看護師国試問題　90-A28

□骨折時に損傷されやすい神経はどれか。
1. 上腕骨骨幹部骨折：正中神経
2. 前腕遠位部骨折：尺骨神経
3. 膝関節部の骨折：腓骨神経
4. 大腿骨頸部骨折：坐骨神経

〔198〕看護師国試問題　100-P34

□上腕骨顆上骨折の早期合併症で注意が必要なのはどれか。
1. 偽関節
2. 習慣性脱臼
3. 腕神経叢麻痺
4. フォルクマン拘縮

〔199〕看護師国試問題　100-P52

□出血性ショックになる危険性が最も高いのはどれか。
1. 頸椎骨折
2. 肋骨骨折
3. 腰椎圧迫骨折
4. 骨盤骨折

〔200〕看護師国試問題　82-A19

□急性化膿性骨髄炎について**誤っている**のはどれか。
1. 起炎菌は黄色ブドウ球菌が圧倒的に多い。
2. 好発年齢は小児期および青年期である。
3. 好発部位は長管骨の骨幹端である。
4. 骨髄炎に罹患した骨は病的骨折を起こしにくい。

〔197〕の正解：3（外側側副靱帯の損傷を伴う重症例では腓骨神経の損傷もありうる）〔198〕の正解：4（フォルクマン拘縮とは，骨折による組織の腫脹⇒動脈圧迫による末梢組織・神経の虚血⇒壊死）〔199〕の正解：4（内腸骨動脈の損傷による出血性ショックに注意する）〔200〕の正解：4（骨修復能力低下のため，病的骨折が合併しやすい）

5 微生物学

1 細菌感染 …………………………… 128
2 グラム陰性菌群 …………………… 130
3 グラム陽性菌群 …………………… 133
4 滅菌・消毒 ………………………… 136
5 免　疫 ……………………………… 138
6 ウイルス …………………………… 141
7 リケッチア・原虫 ………………… 147

第5章 1 細菌感染

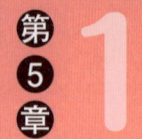

感染経路

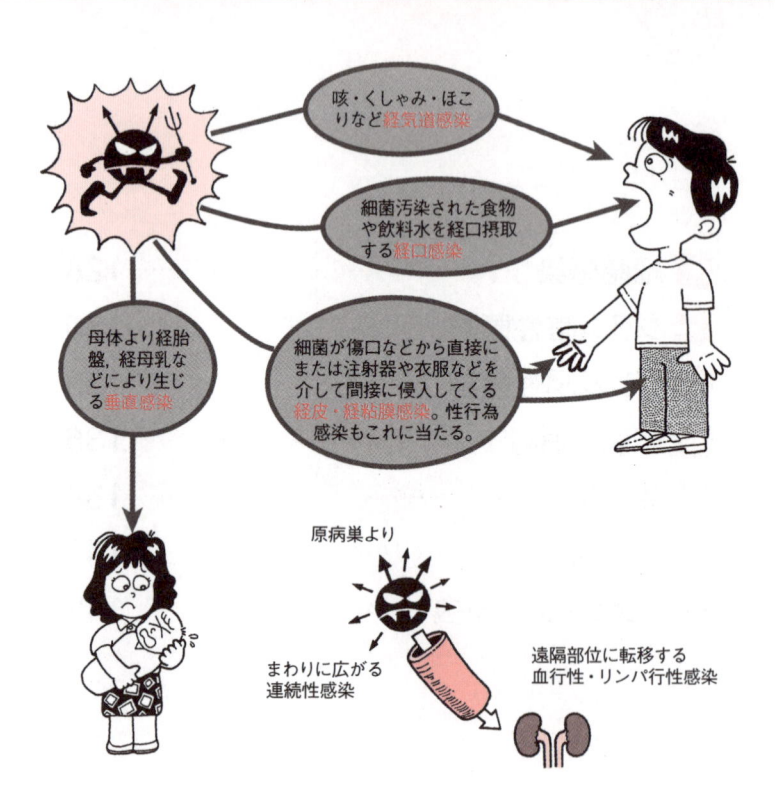

- 咳・くしゃみ・ほこりなど 経気道感染
- 細菌汚染された食物や飲料水を経口摂取する 経口感染
- 母体より経胎盤，経母乳などにより生じる 垂直感染
- 細菌が傷口などから直接にまたは注射器や衣服などを介して間接に侵入してくる 経皮・経粘膜感染。性行為感染もこれに当たる。

原病巣より
- まわりに広がる 連続性感染
- 遠隔部位に転移する 血行性・リンパ行性感染

敗血症

敗血症は宿主の抵抗力の減弱したときに生じる。糖尿病・膠原病・悪性腫瘍などのとき

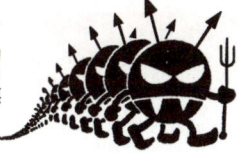

細菌の増殖が著しく，血液中からも検出される。

増える菌
グラム陽性菌―ブドウ球菌・レンサ球菌・肺炎球菌

グラム陰性菌―緑膿菌・大腸菌
　　　　　　　クレブシエラ菌
　　　　　　　プロテウス菌

正解は次のページ

〔201〕看護師国試問題　88-A21（一部改変）

□抗菌薬耐性細菌について**誤っている**のはどれか。
1．薬剤耐性の機序の一つにβラクタマーゼ産生がある。
2．多剤耐性結核菌の一つに非結核性抗酸菌症がある。
3．薬剤感受性検査の一つに最小発育阻止濃度（MIC）測定がある。
4．MRSAの院内感染経路の一つに医療従事者の介在がある。

〔202〕看護師国試問題　98-P9

□日和見感染はどれか。
1．麻疹
2．インフルエンザ
3．マイコプラズマ肺炎
4．ニューモシスチス肺炎

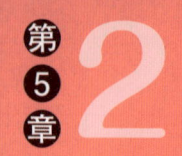

第5章 2 グラム陰性菌群

グラム陰性菌

大腸菌 腸内細菌科エシェリキア属

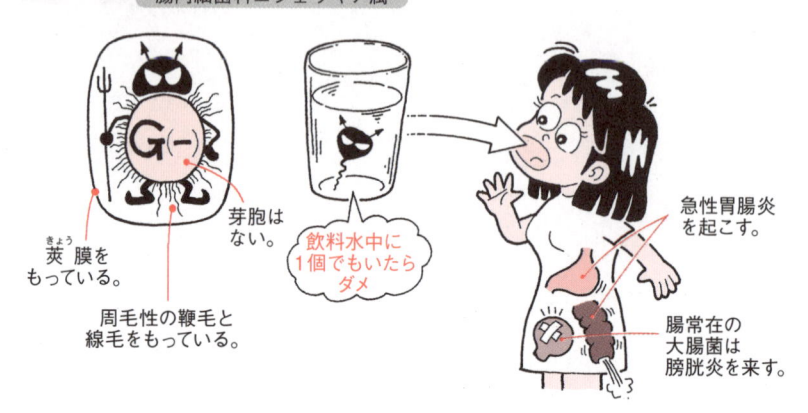

- 莢膜をもっている。
- 芽胞はない。
- 周毛性の鞭毛と線毛をもっている。
- 飲料水中に1個でもいたらダメ
- 急性胃腸炎を起こす。
- 腸常在の大腸菌は膀胱炎を来す。

◆大腸菌はヒトの腸管常在細菌であるが，腸管内で**病原性を発現**するものもある。それらは以下の5つに分類される。

- ●感染型
  - 病原性大腸菌（EPEC）…小児の持続性下痢，急性胃腸炎
  - 侵入性大腸菌（EIEC）…血性下痢
  - 腸管付着性大腸菌（EAEC）…小児の持続性下痢
- ●毒素型
  - 毒素原性大腸菌（ETEC）…水様性下痢
  - 腸管出血性大腸菌（EHEC）…出血性大腸炎⇒その後，溶血性尿毒症症候群を呈することあり。Vero毒素を産生するのでVTECともいわれる。O-157がこれである。

〔201〕の正解：2（現在は非結核性抗酸菌症と呼ばれる。感染力に弱い）〔202〕の正解：4（ニューモシスチス・イロベチという真菌によって，免疫力低下時などに起こる）

腸炎ビブリオ　ビブリオ科ビブリオ属

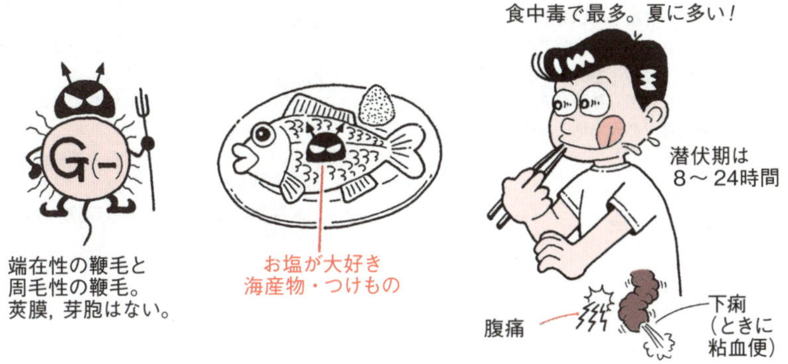

食中毒で最多。夏に多い！

潜伏期は8〜24時間

端在性の鞭毛と周毛性の鞭毛。莢膜，芽胞はない。

お塩が大好き
海産物・つけもの

腹痛
下痢（ときに粘血便）

緑膿菌　シュードモナス科シュードモナス属

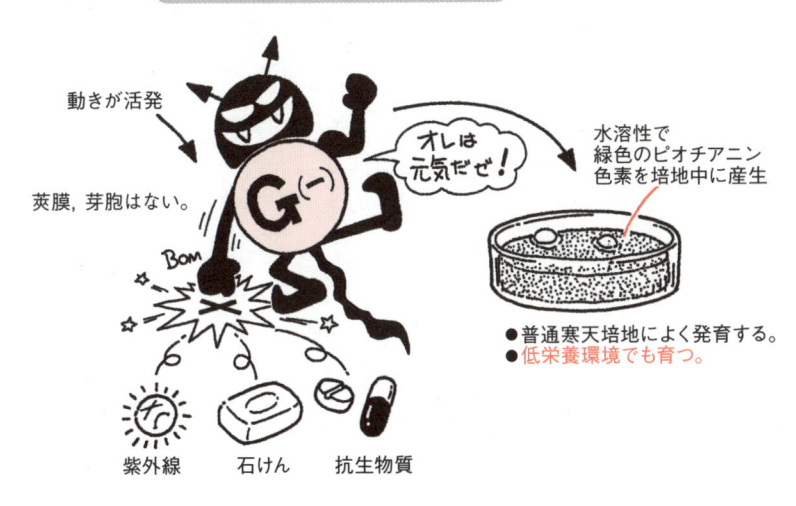

動きが活発

莢膜，芽胞はない。

オレは元気だぜ！

水溶性で緑色のピオチアニン色素を培地中に産生

紫外線　石けん　抗生物質

- 普通寒天培地によく発育する。
- 低栄養環境でも育つ。

ゆえに日和見感染，菌交代症の原因菌になりやすく院内感染に注意しなければならない。

微生物学

グラム陰性菌群

正解は次のページ

〔203〕看護師国試問題 80-A31

□大腸菌について**誤っている**のはどれか。
1. ヒトの腸管内の常在細菌である。
2. 膀胱炎, 腎盂腎炎, 胆嚢炎などの原因となる。
3. グラム陽性球菌で芽胞をつくる。
4. 通性嫌気性で寒天培地によく発育する。

〔204〕看護師国試問題 81-A44

□**誤っている**のはどれか。
1. 腸チフス菌は血中に入って増殖し菌血症を起こす。
2. サルモネラ菌は食品中で毒素を生産する毒素型食中毒菌である。
3. カンピロバクターは家畜の糞便からヒトに感染し腸炎を起こす。
4. 大腸菌には毒素を産生して病原性となるものがある。

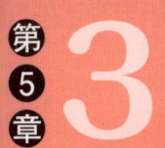

第5章 3 グラム陽性菌群

グラム陽性球菌

ブドウ球菌　ミクロコッカス科ブドウ球菌属

自然界に広く分布している。

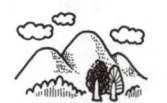

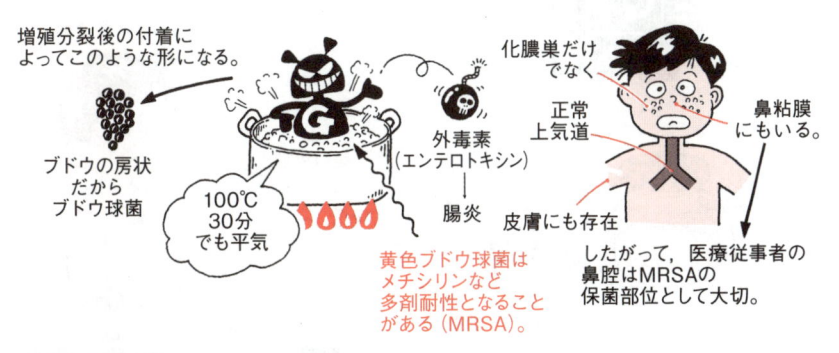

増殖分裂後の付着によってこのような形になる。

ブドウの房状だからブドウ球菌

100℃30分でも平気

外毒素（エンテロトキシン）
腸炎

黄色ブドウ球菌はメチシリンなど多剤耐性となることがある（MRSA）。

化膿巣だけでなく
正常上気道
鼻粘膜にもいる。
皮膚にも存在

したがって，医療従事者の鼻腔はMRSAの保菌部位として大切。

レンサ球菌　ミクロコッカス科レンサ球菌属

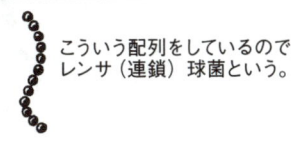

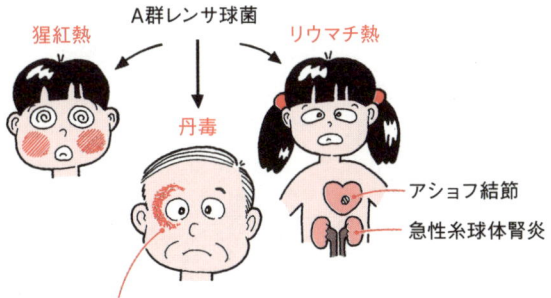

こういう配列をしているのでレンサ（連鎖）球菌という。

A群レンサ球菌

猩紅熱
丹毒
リウマチ熱

アショフ結節
急性糸球体腎炎

限局性の浮腫性紅斑

微生物学

[203]の正解：3（グラム陰性桿菌で芽胞は形成しない）　[204]の正解：2（感染型食中毒菌）

グラム陽性桿菌

ボツリヌス菌　クロストリジウム科クロストリジウム属

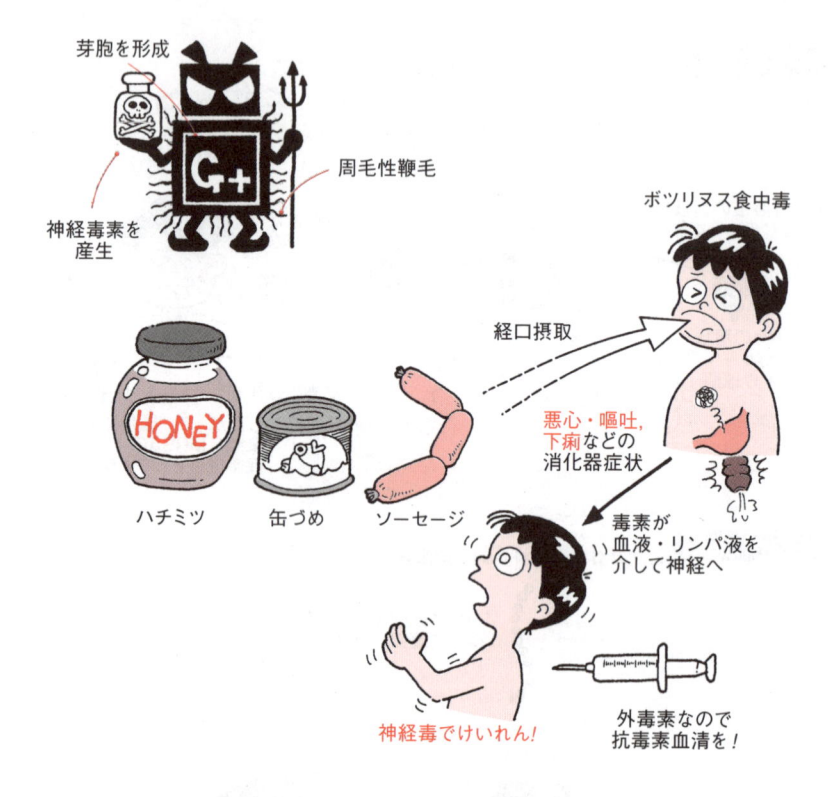

芽胞を形成

G+

周毛性鞭毛

神経毒素を産生

ハチミツ　缶づめ　ソーセージ

経口摂取

ボツリヌス食中毒

悪心・嘔吐,下痢などの消化器症状

毒素が血液・リンパ液を介して神経へ

神経毒でけいれん!

外毒素なので抗毒素血清を!

正解は次のページ

〔205〕看護師国試問題　82-A46

□グラム陽性菌はどれか。**2つ選べ**。
1．大腸菌
2．レンサ球菌
3．緑膿菌
4．ボツリヌス菌

〔207〕看護師国試問題　101-A82

□食中毒について正しいのはどれか。**2つ選べ**。
1．腸炎ビブリオ感染症の原因となる主な食品は食肉である。
2．黄色ブドウ球菌感染症の予防に食前の加熱は有効である。
3．ボツリヌス菌感染症では呼吸筋麻痺を生じる。
4．毒素性大腸菌感染症の潜伏期は数時間である。
5．ノロウイルス感染症は冬に多くみられる。

〔206〕看護師国試問題　98-P85

□レンサ球菌が主要な常在細菌叢として存在するのはどれか。**2つ選べ**。
1．口腔内
2．上気道
3．大腸内
4．腟　内
5．皮　膚

第5章 4 滅菌・消毒

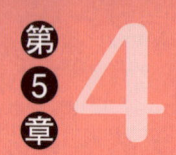

滅菌と消毒

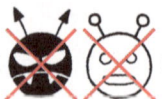

滅菌とは
病原菌 非病原菌
両方とも取り除く。
↓
結果として無菌となる。

〈方法〉

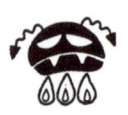

・**乾熱（160〜180℃）**
160℃で1時間
180℃で20〜30分
→ ガラス器具や金属製品

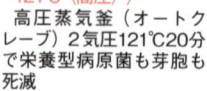

・**湿熱（100℃〈常圧〉, 121℃〈高圧〉）**
高圧蒸気釜（オートクレーブ）2気圧121℃20分で栄養型病原菌も芽胞も死滅
↓
金属製器具（15分）
ガーゼ・手術衣などの滅菌法（20分）
B型肝炎ウイルスは30分

・**放射線**
コバルト60のγ線
→ プラスチック器具など

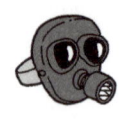

・**エチレンオキサイドガス**
40〜60℃ 4〜8時間
・内視鏡，注射器，ゴム製品などの滅菌
・ガスが残留するので48時間以上たってから使用

※ホルマリンは滅菌および消毒として用いられる。

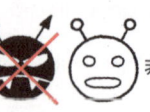

消毒とは
病原菌 非病原菌
病原菌は取り除く。
↓
結果として病原性がなくなる。

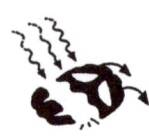

〈方法〉

・**紫外線**
殺菌効果は可視光線にあたると無効となる。

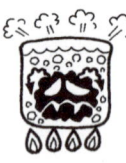

・**煮沸消毒**
100℃で10〜30分
→ 食器，注射器，手術器具

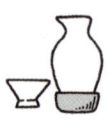

・**アルコール**
エチルアルコールは皮膚消毒に用いるには100％より70〜80％の濃度がよい。

・塩素・フェノール・ヨード化合物・酸・アルカリ・色素など。
・逆性石けんやクロルヘキシジンは普通石けんと混合してはいけない。
・B型肝炎ウイルスには逆性石けんは適切でなく，**次亜塩素酸ナトリウム**を用いる。
・クレゾール石けん液は刺激性があるので，粘膜にはあまり用いない。
・クレゾール液は結核菌で汚染されたもの，サルモネラ菌で汚染されたものなどにも有効。

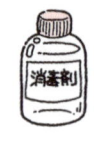

---

〔205〕の正解：2, 4（1：通性嫌気性グラム陰性桿菌，3：好気性グラム陰性桿菌）〔206〕の正解：1, 2（3：大腸菌，腸球菌など，4・5：表皮ブドウ球菌など）〔207〕の正解：3, 5（1：魚介類の生食，2：100℃ 30分の加熱は無効，4：潜伏期間は4〜5日）

正解は次のページ

〔208〕看護師国試問題　80-A24

□手指の消毒に**適さない**のはどれか。
1．逆性石けん
2．グルタルアルデヒド
3．クロルヘキシジン
4．ポビドンヨード（イソジン）

〔209〕看護師国試問題　89-A48

□手指を消毒する場合の殺菌消毒剤の種類と使用濃度との組合せで正しいのはどれか。
1．イソプロピルアルコール―――100%
2．ポビドンヨード―――――――20～30%
3．グルコン酸クロルヘキシジン液
　　　　　　　　　　　―――0.1～0.5%
4．塩化ベンザルコニウム―――0.5～1.0%

〔210〕看護師国試問題　99-P22

□消毒薬に最も抵抗性が強いのはどれか。
1．細菌芽胞
2．栄養型細菌
3．DNAウイルス
4．RNAウイルス

〔211〕看護師国試問題　98-A14

□オートクレーブを使用するのはどれか。
1．乾熱滅菌
2．ろ過滅菌
3．ガス滅菌
4．高圧蒸気滅菌

〔212〕看護師国試問題　100-P40

□HBs抗原陽性の患者の血液が床頭台に付着していた。
　消毒薬に適しているのはどれか。
1．ポビドンヨード
2．消毒用エタノール
3．次亜塩素酸ナトリウム
4．クロルヘキシジングルコン酸塩（グルコン酸クロルヘキシジン）

第5章 免疫

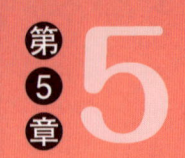

免 疫

◆免疫は**液性免疫**と**細胞性免疫**の2種類ある。
◆液性免疫担当：**B細胞**
◆細胞性免疫担当：**T細胞**（直接細胞を殺し，かつ免疫の調節もする）

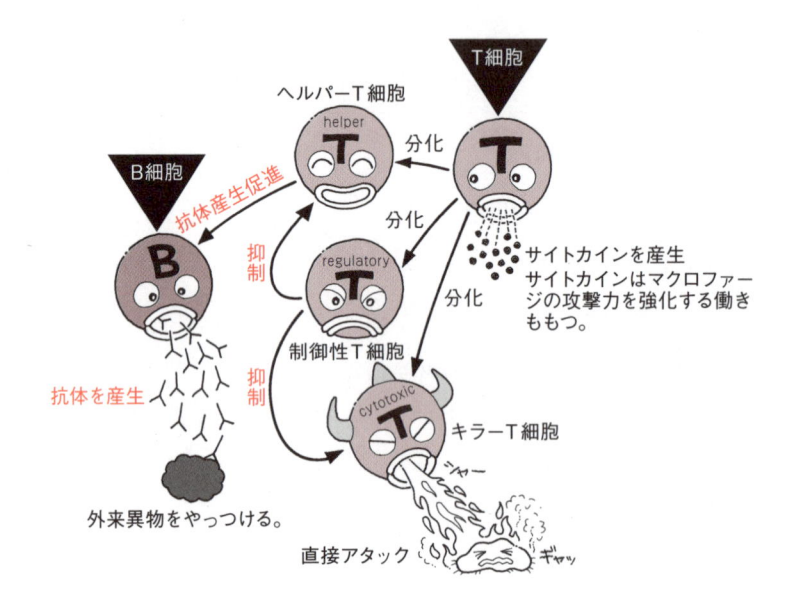

ヘルパーT細胞 helper
B細胞
抗体産生促進
分化
抑制
regulatory
分化
制御性T細胞
抑制
サイトカインを産生
サイトカインはマクロファージの攻撃力を強化する働きももつ。
分化
cytotoxic キラーT細胞
抗体を産生
外来異物をやっつける。
直接アタック ギャッ

〔208〕の正解：2（蛋白変性作用があり手指の消毒には用いない）〔209〕の正解：3（1：30〜50%，2：0.75〜1%，4：0.05〜0.1%）〔210〕の正解：1（微生物のうち細菌芽胞が消毒薬に対し一番強い抵抗性をもつ）〔211〕の正解：4（高温高圧の蒸気で滅菌するための装置）〔212〕の正解：3（次亜塩素酸ナトリウムはB型肝炎ウイルスに有効）

ワクチン

◆**能動免疫**：感染症に対し，その病原体の一部あるいは全部を人に接種⇒体内で抗体をつくらせる感染予防法。
◆**生ワクチン**：麻疹，風疹，BCG，ムンプス，水痘
◆**不活化ワクチン**（病原体を不活化したもの）
　　　　　：百日咳，日本脳炎，インフルエンザ，A・B型肝炎，ポリオ
◆**トキソイド**（毒素を不活化したワクチン）：ジフテリア，破傷風

正解は次のページ

〔213〕看護師国試問題　97-A12

□健康な成人の血液中に最も多い抗体はどれか。
1．IgA
2．IgE
3．IgG
4．IgM

〔215〕看護師国試問題　99-A81

□貪食を行う細胞はどれか。**2つ選べ。**
1．単球
2．赤血球
3．好中球
4．Tリンパ球
5．Bリンパ球

〔214〕看護師国試問題　101-P79

□抗体を産生するのはどれか。
1．顆粒球
2．T細胞
3．NK細胞
4．形質細胞
5．マクロファージ

正解は次のページ

〔216〕看護師国試問題　97-P3

□ウイルス感染後の長期の獲得免疫に関わるのはどれか。
1．好中球
2．好酸球
3．肥満細胞
4．メモリー（記憶）T細胞

〔217〕看護師国試問題　97-P2

□皮膚・粘膜と防御機構の組合せで正しいのはどれか。
1．皮膚表面――アルカリ性の皮脂
2．気　道――線毛上皮細胞
3．腸管内――デーデルライン桿菌
4．尿　路――リゾチーム

〔218〕看護師国試問題　98-P17

□抗原がIgEと結合するのはどれか。
1．接触皮膚炎
2．血液型不適合輸血
3．全身性エリテマトーデス
4．アナフィラキシーショック

〔219〕看護師国試問題　101-P33

□花粉症について正しいのはどれか。
1．ブタクサによる症状は春に多い。
2．Ⅱ型アレルギー性疾患である。
3．ヒスタミンが放出される。
4．好塩基球が増加する。

〔213〕の正解：3（覚え方：「ギガンと多い」の「G」）〔214〕の正解：4（侵入抗原に特異的に反応する抗体を産生する）〔215〕の正解：1, 3（単球と好中球が貪食細胞の代表）

第5章 6 ウイルス

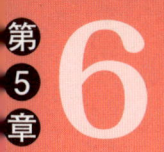

ウイルスの形態

◆ウイルスは直径約**20～300nm**と非常に小さい。
◆細菌濾過器を通過⇒電子顕微鏡でないと形態は見られない。
◆蛋白の殻である**カプシド**には正二十面体のものと，らせん状のものがある。
◆**エンベロープ**をもつタイプともたないタイプがある。

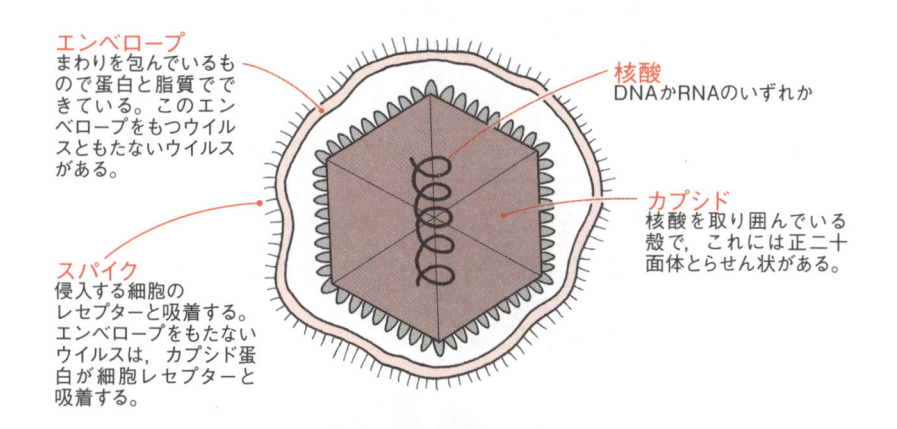

エンベロープ
まわりを包んでいるもので蛋白と脂質でできている。このエンベロープをもつウイルスともたないウイルスがある。

核酸
DNAかRNAのいずれか

スパイク
侵入する細胞のレセプターと吸着する。エンベロープをもたないウイルスは，カプシド蛋白が細胞レセプターと吸着する。

カプシド
核酸を取り囲んでいる殻で，これには正二十面体とらせん状がある。

ウイルスの増殖

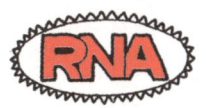

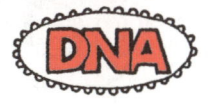

◆ウイルスには，**DNAウイルス**と**RNAウイルス**がある。
◆ともに**細胞内でのみ**生存可能。人工培地など細胞外では生存不可
⇒細菌，真菌，原虫などとの決定的な相違点。

---

〔216〕の正解：4（ウイルス感染が起こると抗原提示細胞から抗原情報を受けたヘルパーT細胞の一部はメモリーT細胞となって長期間生存する）〔217〕の正解：2（1：酸性，3：腟内，4：リゾチームは粘液や涙液に含まれる）〔218〕の正解：4（IgEを介した抗原抗体反応によるショック状態をアナフィラキシーという）〔219〕の正解：3（1：秋，2：Ⅰ型，4：好酸球）

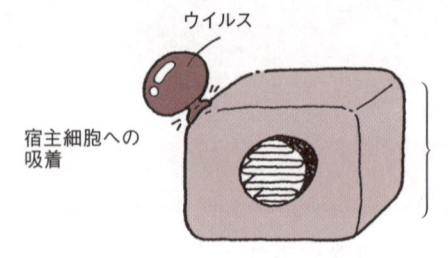

宿主細胞への吸着	(図)	細胞表面にあるレセプターとウイルスが結合する。
細胞内へ侵入	(図)	ウイルスは自分だけでは増殖分裂できないので，侵入した細胞の諸機能を利用する。
細胞内で増殖	(図)	細胞内で自分のコピーを作って"一族"を増やしていく。このように細胞内で増殖するので薬剤が到達しにくい。
細胞外へ放出。細胞は破壊される。	(図)	

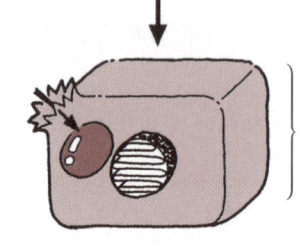

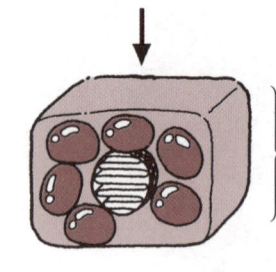

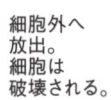

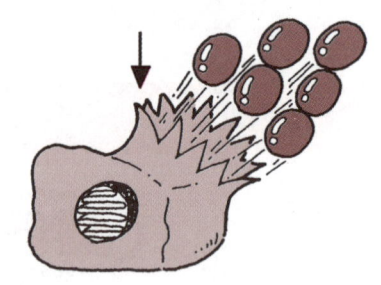

正解は次のページ

〔220〕看護師国試問題　100-A29

□核酸で正しいのはどれか。
1．mRNAがアミノ酸をリボソームへ運ぶ。
2．DNAは1本のポリヌクレオチド鎖である。
3．DNAには遺伝子の発現を調節する部分がある。
4．RNAの塩基配列によってアミノ酸がつながることを転写という。

〔221〕看護師国試問題　88-A20

□ウイルスの一般的特徴について正しいのはどれか。
1．大きさは1～10μmである。
2．増殖には生きた細胞が必要である。
3．アルコール消毒は無効である。
4．抗生薬によって不活化される。

〔222〕看護師国試問題　82-A47

□ウイルスについて**誤っている**のはどれか。
1．生きた細胞内でのみ増殖する。
2．インターフェロンを産生する。
3．RNAウイルスとDNAウイルスとに分類される。
4．人工的に変異を起こさせることができる。

〔223〕看護師国試問題　97-A34

□感染症と病原体の組合せで正しいのはどれか。
1．つつが虫病―――真　菌
2．帯状疱疹――――ウイルス
3．伝染性腸炎―――リケッチア
4．オウム病――――スピロヘータ

〔224〕看護師国試問題　99-P15

□感冒の原因で最も多いのはどれか。
1．真　菌
2．細　菌
3．ウイルス
4．クラミジア

ウイルスの抵抗性

ウイルスの多くは60℃30分の加熱で死滅する。

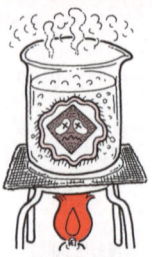

−78℃で数年間生きられる。

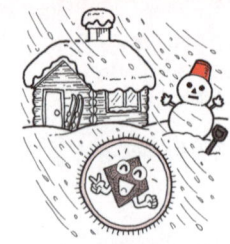

熱さに弱い　but　寒さには強い

ウイルスと感染症

	ウイルス	感染症
DNAウイルス	単純ヘルペスウイルス	Ⅰ型：口唇ヘルペス，Ⅱ型：性器ヘルペス
	水痘・帯状疱疹ウイルス	水痘，帯状疱疹
	サイトメガロウイルス	先天性巨細胞封入体症の児，間質性肺炎
	EBウイルス	伝染性単核症
	アデノウイルス	急性熱性咽頭炎，プール熱，流行性角結膜炎
	パピローマウイルス	尋常性疣贅，尖圭コンジローム，子宮頸癌
	B型肝炎ウイルス	B型肝炎
RNAウイルス	ポリオウイルス	急性灰白髄炎（ポリオ）
	コクサッキーウイルス	手足口病
	ロタウイルス	乳幼児下痢症
	風疹ウイルス	風疹
	日本脳炎ウイルス	日本脳炎
	インフルエンザウイルス	インフルエンザ
	ムンプスウイルス	流行性耳下腺炎
	麻疹ウイルス	麻疹
	ヒト免疫不全ウイルス	エイズ
	A型肝炎ウイルス	A型肝炎
	C型肝炎ウイルス	C型肝炎

〔220〕の正解：3（1：tRNA，2：2本，4：翻訳）〔221〕の正解：2（1：20～30nmから250nm，3：アルコールに感受性あり，4：抗生薬のほとんどが無効）〔222〕の正解：2（インターフェロンはウイルスの増殖を抑える物質であり，リンパ球が産生）〔223〕の正解：2（水痘・帯状疱疹ウイルスによる）〔224〕の正解：3（普通感冒の約9割がウイルス感染）

〈HIV〉
◆HIV ≠ AIDS！
◆AIDSは，HIV感染により実際に**免疫不全**になっていることが条件。
◆抗ウイルス療法によりHIVキャリアでもAIDSを発症しない症例は多く存在する。

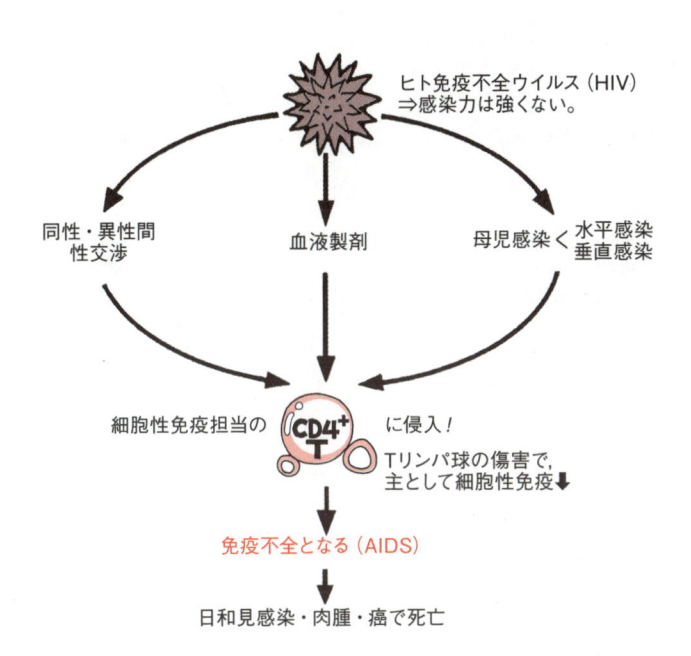

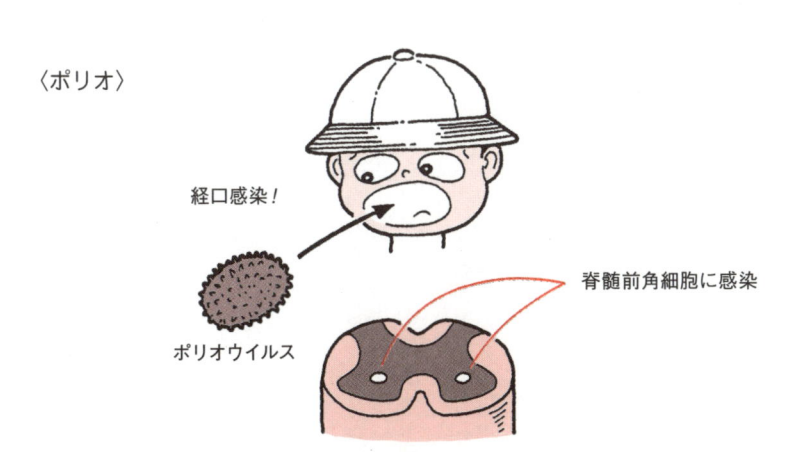

ヒト免疫不全ウイルス（HIV）
⇒感染力は強くない。

同性・異性間性交渉　　血液製剤　　母児感染〈水平感染／垂直感染

細胞性免疫担当の CD4⁺T に侵入！
Tリンパ球の傷害で，主として細胞性免疫↓

免疫不全となる（AIDS）

日和見感染・肉腫・癌で死亡

〈ポリオ〉

経口感染！

ポリオウイルス

脊髄前角細胞に感染

正解は次のページ

〔225〕看護師国試問題 102-P77

□ヒト免疫不全ウイルス〈HIV〉が感染する細胞はどれか。
1．好中球
2．形質細胞
3．Bリンパ球
4．ヘルパー〈CD4 陽性〉Tリンパ球
5．細胞傷害性〈CD8 陽性〉Tリンパ球

〔226〕看護師国試問題 84-A7

□呼吸器感染症の原因で最も多いのはどれか。
1．ヘルペスウイルス
2．アデノウイルス
3．ポリオウイルス
4．エンテロウイルス

〔227〕看護師国試問題 100-A13

□空気感染するのはどれか。
1．結核菌
2．腸管出血性大腸菌
3．ヒト免疫不全ウイルス〈HIV〉
4．メチシリン耐性黄色ブドウ球菌〈MRSA〉

〔228〕看護師国試問題 100-P29

□日本のノロウイルスによる食中毒で正しいのはどれか。
1．12〜3月に最も多い。
2．潜伏期間は3〜6時間である。
3．感染した鶏肉の摂取によることが最も多い。
4．病原性大腸菌によるものよりも患者数は少ない。

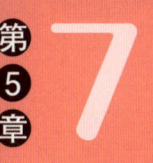

第5章 7 リケッチア・原虫

リケッチア

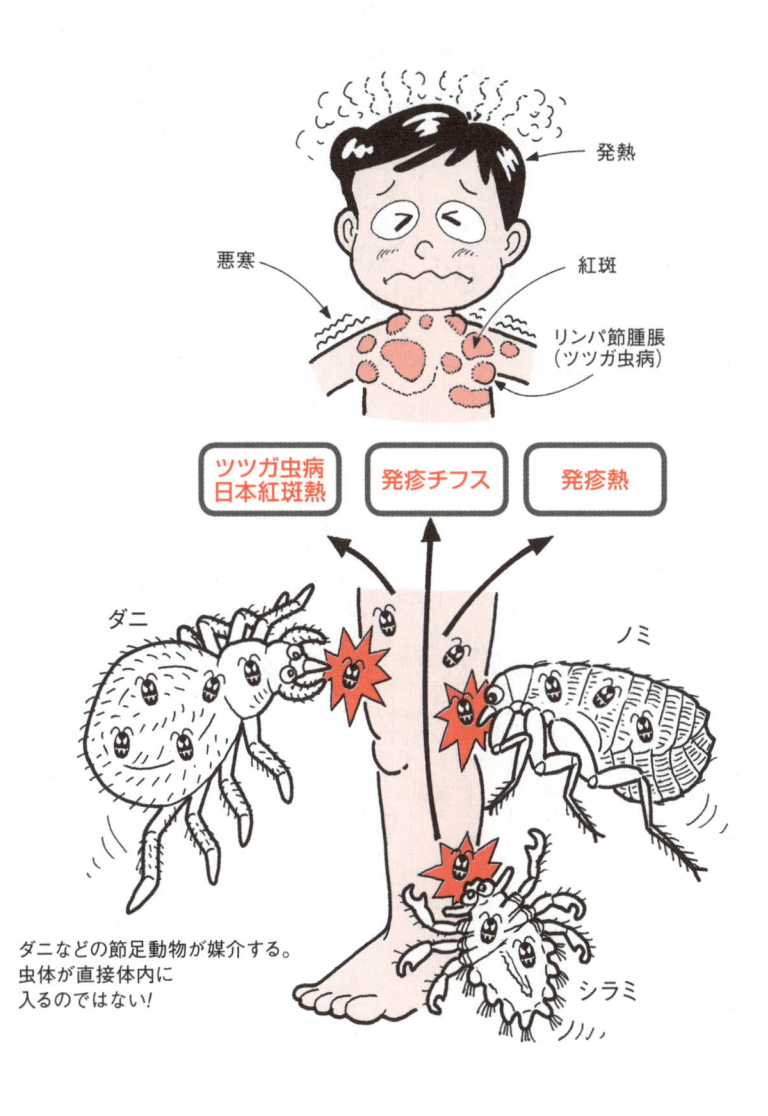

発熱
悪寒
紅斑
リンパ節腫脹（ツツガ虫病）

ツツガ虫病・日本紅斑熱 ／ 発疹チフス ／ 発疹熱

ダニ　ノミ　シラミ

ダニなどの節足動物が媒介する。
虫体が直接体内に入るのではない！

微生物学

〔225〕の正解：4（CD4陽性Tリンパ球に受容体を介し吸着後，細胞内に侵入し破壊する）
〔226〕の正解：2（アデノウイルスは咽頭結膜炎を起こすウイルス）〔227〕の正解：1（2：経口感染，3：接触感染，4：院内感染が主）〔228〕の正解：1（冬季に最も多い）

原 虫

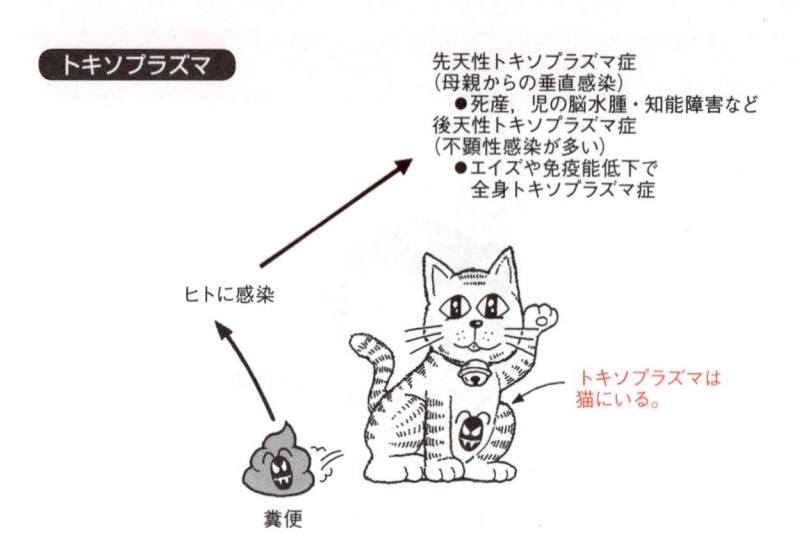

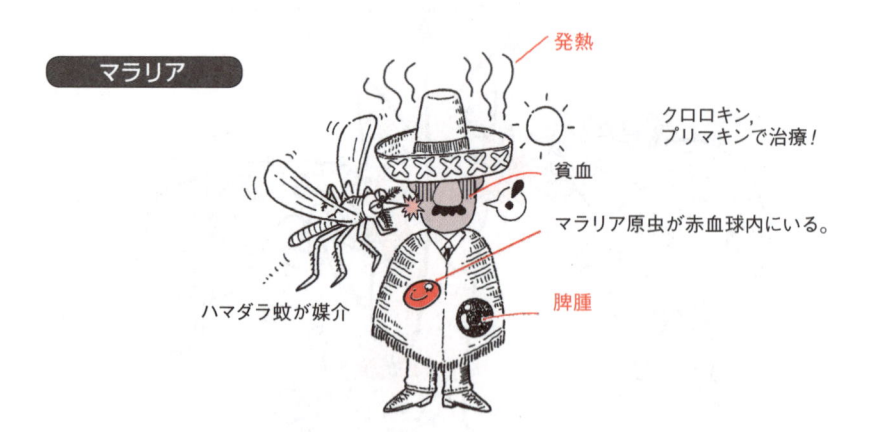

トキソプラズマ

先天性トキソプラズマ症
（母親からの垂直感染）
● 死産，児の脳水腫・知能障害など
後天性トキソプラズマ症
（不顕性感染が多い）
● エイズや免疫能低下で
全身トキソプラズマ症

ヒトに感染

糞便

トキソプラズマは猫にいる。

マラリア

発熱

クロロキン，プリマキンで治療！

貧血

マラリア原虫が赤血球内にいる。

ハマダラ蚊が媒介

脾腫

正解は次のページ

〔229〕看護師国試問題　74-P39

□次の組み合わせで**誤っている**のはどれか。
1．回　虫――幼虫卵（経口）――小　腸
2．マラリア―ハマダラカ（刺咬）―白血球
3．赤痢アメーバ―嚢子（経口）―大腸，肝
4．アニサキス―海産物（経口）―胃壁，腸壁

〔230〕看護師国試問題　89-A77

□クラミジア感染症で正しいのはどれか。**2つ選べ。**
1．病原体はウイルスである。
2．男性では無症状であることが多い。
3．不妊症の原因となる。
4．産道感染を起こす。

〔229〕の正解：2（赤血球内に生息して発育する）　〔230〕の正解：3, 4（産道感染により新生児結膜炎などが発生）

索 引

太字：主要ページ

A

ACTH　27，28
ADH　27，28
AIDS　145
A型肝炎ウイルス　144
α細胞　30

B

B型肝炎ウイルス　144
B細胞　138
β細胞　30
β遮断薬　66，69，70，**71**

C

C型肝炎ウイルス　144

D

DIC　75
DNAウイルス　141，144
DNA合成阻害薬　89

E

EBウイルス　144

F

FSH　27，28

G

GH　27，28

H

H⁺　49
H_2遮断薬　79
Hb　32
HDL　56
HIV　145

L

L-Dopa　65
LDL　56
LH　27，28

M

MRSA　133

P

pH　49
PRL　27
PTH　29
P波　22

Q

QRS波　22

R

RNAウイルス　141，144

S

ST合剤　85

T

T_3　27，29
T_4　27，29
TSH　27，28
T細胞　138
T波　22

V

von Willebrand因子　35

数字

1回換気量　19
1次止血　35
2次止血　35
3大栄養素の消化　4，7

あ

アキレス腱　40
アクチノマイシンD　90
アシクロビル　87
アシドーシス　49，50
アセチルコリン　16
アデノウイルス　144
アトロピン　66
アドレナリン　30，59，66，77
アナフィラキシーショック　83
アミトリプチリン　68
アミノグリコシド系抗生物質　83
アミノフィリン　77
アミノ酸　4，7，41
アミラーゼ　2，**4**，7，58
アモキシシリン　80
アラキドン酸　56
アルカローシス　49，50
アルコール　136
アルブミン　7
アンギオテンシン受容体拮抗薬　72
アンギオテンシン変換酵素阻害薬　72
アンドロゲン　27，28
アンホテリシンB　86
悪性リンパ腫　89
悪性腫瘍　105
悪性貧血　54

い

イソニアジド　84
イソプロテレノール　66
イミプラミン　68
インスリン　30，58，59
インフルエンザウイルス　144
胃液の分泌　3
胃潰瘍　80，**112**
胃癌　111
胃酸　3
胃底腺の構造と胃液の働き　3
胃粘膜保護薬　79

異物の処理　94

う

ウィリス動脈輪　24
ウィルヒョウ転移　107
ウイルス　86, 141
ウィルムス腫瘍　118
ウェルニッケ中枢　9, 10
うっ血　99, 101
右心室　22
右心房　22
右肺　18
運動神経　16
運動性言語中枢　9

え

エタンブトール　84
エチレンオキサイドガス　136
エトスクシミド　68
エフェドリン　66
エリスロマイシン　84
エンベロープ　141
栄養素の吸収　3
液性免疫　138
遠位尿細管　41, 42
塩酸　3
炎症　103
延髄　9, 10

お

オートクレーブ　136
オキシトシン　27, 28
オセルタミビル　87
オッディ括約筋　6
オメプラゾール　80
悪心　89, 90
横隔膜　18, 39
黄色ブドウ球菌　133
黄体形成ホルモン　27
黄疸　114
主な呼吸型と病的呼吸　20

か

カナマイシン　83
カプシド　141
カリウム　32, 46
カルシウム拮抗薬　70, 71

カルバマゼピン　65
ガストリン　3, 59
下行性伝導路　11
下肢乾性壊疽　97
下肢静脈瘤　99
下垂体　27
下垂体腫瘍　122
下腸間膜静脈　25
下葉　18
芽胞　134
壊血病　54
開放骨折　124
外転神経　12
外肋間筋　39
核酸　141
脚気　54
滑車神経　12
感覚性言語中枢　9
肝管　6
肝癌　116
肝硬変　116
肝臓　6, 116
肝臓の構造と機能　6
還元ヘモグロビン　99
間接ビリルビン　114
間脳　9, 10, 47
癌　106
顔面神経　12

き

キノロン薬　85
キラーT細胞　138
気管の構造　18
気管支の構造　18
気管支喘息治療薬　77
起坐呼吸　20
基礎代謝　48
嗅神経　12
急性炎症　103
吸入ステロイド薬　77
巨赤芽球性貧血　54
橋　9, 10
胸管　34
胸骨　37
胸神経　13
胸腺　33
胸膜腔　18
狭心症治療薬　70
強心薬　69
協調運動　10

莢膜　130
筋　37, 39
筋層　111, 112
筋肉内注射　63
近位尿細管　41, 42

く

クスマウル呼吸　20
クッシング病　81
クモ膜　9
クモ膜下腔　9
クラリスロマイシン　80
クレゾール石けん液　136
クロナゼパム　65
クロラムフェニコール　84
クロルプロマジン　67
クロルヘキシジン　136
グラウィッツ腫瘍　118
グラム陰性菌　130
グラム陰性菌群　130
グラム陽性桿菌　134
グラム陽性球菌　133
グラム陽性菌群　133
グリコーゲン　7, 58
グルカゴン　30, 58, 59
くる病　55

け

ゲンタマイシン　83
下痢　89
経口投与　62
頸神経　13
血圧　46
血液　32
血液の構造と機能　32
血液作用薬　74
血行性転移　107
血漿浸透圧　101
血小板　32, 35
血栓　75, 96
血糖　59
血尿　89
結腸　3
言語中枢　10
原虫　147, 148

こ

コクサッキーウイルス　144

コラーゲン　35
コルチゾール　27, 28
コレステロール　7, 56
呼吸　18
呼吸器系作用薬　77
呼吸性アシドーシス　49
呼吸性アルカローシス　49
固有肝動脈　6
抗HIV薬　87
抗インフルエンザ薬　87
抗ウイルス薬　83, **86**
抗コリン薬　77, 79
抗ヘルペス薬　87
抗うつ薬　68
抗てんかん薬　68
抗菌薬　83
抗血栓薬　75
抗真菌薬　83, **86**
抗腫瘍薬　89
抗精神病薬　67
抗生物質　80, 83, 90
抗躁薬　68
抗不安薬　67
抗不整脈薬　69
抗利尿ホルモン　27
高カリウム血症　50
高圧蒸気釜　136
降圧薬　71
口角炎　54
口内炎　89
交感神経　**15**, 16, 66
甲状腺　27, **29**
甲状腺刺激ホルモン　27
甲状軟骨　29
向精神薬の副作用　67
梗塞　96
後大脳動脈　24
後頭葉　9, 10
後葉　27
後葉ホルモン　28
硬膜　9
合成抗菌薬　85
骨　124
骨格　37
骨格系　37
骨巨細胞腫　125
骨腫瘍　124
骨髄　32
骨肉腫　106, 124
骨盤　37

さ

サイトカイン　138
サイトメガロウイルス　144
サイロキシン　29
鎖骨下動脈　24
左心室　22
左心房　22
左肺　18
坐薬　63
細菌感染　128
細胞外液　44
細胞性免疫　33, 138
細胞内液　44
三叉神経　12
三尖弁　22, 23
残気量　19, 20

し

シクロホスファミド　89
シスプラチン　89
シナプス　16
シュニッツラー転移　107
シラミ　147
ジアゼパム　67
ジギタリス製剤　69
ジギトキシン　69
ジゴキシン　69
視覚野　9, 10
視床　9, 10
視床下部　9, **10**, 27, 47
視神経　12
子宮頸癌　120
子宮体癌　120
糸球体　41, 42
止血機構　35
脂質代謝　56
脂肪の消化　**4**, 7
脂肪の乳化　6, 56
脂肪酸　56
脂溶性ビタミン　55
脂漏性皮膚炎　54
次亜塩素酸ナトリウム　136
耳下腺　2
自律神経　15
自律神経系作用薬　66
自律神経中枢　10
尺骨神経　14
腫瘍　105
腫瘍の転移　107

集合管　41, 42
十二指腸潰瘍　80
絨毛癌　90, **120**
出血性膀胱炎　89
循環　22
循環器系作用薬　69
循環系障害　96
女性生殖器の疾患　120
漿液　18
漿膜　2, **111**, 112
消化管　2
消化管の構造と機能　2
消化管疾患　111
消化器癌　89
消化性潰瘍治療薬　79
消毒　136
小細胞癌　109
小脳　9, 10, 11
上行性伝導路　11
上腸間膜静脈　25
上皮小体　29
上皮性腫瘍　106
上葉　18
静脈内注射　62
食中毒　131
食道　2
食道癌　111
食道静脈瘤　116
心筋梗塞　97, 98
心臓の構造　22
心臓弁　23
心不全治療薬　69
神経　9
神経系作用薬　65
神経膠腫　122
神経鞘腫　122
神経伝達物質　16
進行胃癌　112
深在性真菌症　86
浸透圧　46
腎　41
腎の構造と機能　41
腎芽細胞腫　118
腎梗塞　97
腎細胞癌　118
腎障害　89
腎小体　41
腎不全　101

す

ステロイド　59, 77
ストレプトマイシン　83, 84
スパイク　141
スパイログラム　19
頭蓋咽頭腫　122
膵リパーゼ　**4**, 56
膵臓　6, 30
膵臓の構造と機能　6
水素イオン　49
水痘・帯状疱疹ウイルス　144
水分調節　44
水溶性ビタミン　54
髄質　30, 41
髄膜腫　122

せ

セクレチン　7
制酸薬　79
成熟T細胞　33
成長ホルモン　27
静水圧　46
正中神経　14
生命維持中枢　10
赤色髄　37
脊髄　10, 11
脊髄神経　13
脊柱　37
赤血球　32, 33
摂食中枢　10
舌咽神経　12
舌下神経　12
腺癌　106, 109
仙骨神経　13
線毛細胞　18
前大脳動脈　24
前頭葉　9, 10
前葉　27
前葉ホルモン　28
前立腺癌　119
前立腺肥大　119
全肺気量　19

そ

総肝管　6
総胆管　6
早期胃癌　111
創傷治癒　94

僧帽弁　22, 23
塞栓　96
塞栓症　96
側頭葉　9

た

ダウノルビシン　90
ダグラス窩　107
ダニ　147
唾液　2, 4, 58
体液　44
体液量　44
体温調節　44, 47
体温調節中枢　10, 47
体性感覚野　9
体性神経　15
代謝性アシドーシス　20, **49**
代謝性アルカローシス　49
大細胞癌　109
大腿四頭筋　40
大腸菌　130
大動脈弁　22, 23
大脳　9, 10
大脳動脈輪　24
脱毛　90
炭酸リチウム　68
炭水化物の消化　**4**, 7
胆汁　6
胆汁酸　7, 56
胆汁酸塩　6
単純ヘルペスウイルス　144
単純骨折　124
男性生殖器の疾患　119
胆嚢　6
胆嚢の構造と機能　6
胆嚢管　6
蛋白質の消化　4, 7

ち

チアノーゼ　99
中枢神経　9, 10
中枢神経系作用薬　65
中大脳動脈　24
中脳　9, 10
中葉　18
腸炎ビブリオ　131
直接ビリルビン　114
鎮咳薬　78

つ

ツツガ虫病　147
椎骨動脈　24

て

テオフィリン　77
テトラサイクリン系抗生物質　84
でんぷん　58
低カリウム血症　50
転移性脳腫瘍　122

と

トキソイド　139
トキソプラズマ　148
トリプシン　**4**, 7
トリヨードサイロニン　29
ドパミン　66
橈骨神経　14
糖質コルチコイド　27
糖代謝　58
頭頂葉　9
動眼神経　12
動脈　24
動脈硬化　56
動脈硬化症　97
洞房結節　22

な

ナトリウム　32, 46
内因子　3, 74
内頸動脈　24
内耳神経　12
内分泌　27
内肋間筋　39
生ワクチン　139
軟骨肉腫　125
軟膜　9

に

ニトログリセリン　70
ニューキノロン薬　85
ニューモシスチス肺炎　85
日本紅斑熱　147
日本脳炎ウイルス　144
肉芽組織　94

肉腫　106
乳び槽　34
乳癌　89, 90, 120
尿　41, 42
尿の生成とその障害　47
尿細管　41

ね

ネオスチグミン　66
ネフロン　41
粘膜　111, 112
粘膜下層　111, 112

の

ノミ　147
ノルアドレナリン　16, 30, 66
脳　9, 10
脳幹　9, 10
脳腫瘍　122
脳神経　12
脳脊髄液　9
脳底動脈　24
能動免疫　139

は

ハマダラ蚊　148
ハロペリドール　67
バソプレシン　27
パピローマウイルス　144
パラアミノサリチル酸　84
パンクレオザイミン　7
播種性血管内凝固症候群　75
播種性転移　107
肺の構造　18
肺活量　19
肺癌　89, **109**, 122
肺気腫　19
肺水腫　101
肺動脈弁　22, 23
肺胞　18
敗血症　129
杯細胞　18
白血球　32
白血病　89, 90
瘢痕組織　94

ひ

ヒト免疫不全ウイルス　144, 145
ビオー呼吸　20
ビタミン　54
ビタミンK　75
ビリルビン　114
ピロカルピン　66
皮下骨折　124
皮質　30, 41
脾臓　116, 148
脾静脈　25
脾臓　33
非上皮性腫瘍　**106**, 124
泌尿器の腫瘍　118
尾骨神経　13
必須脂肪酸　56
表在性真菌症　86
貧血の種類と治療薬　74
貧血治療薬　74

ふ

ファーター乳頭　6
フィブリノゲン　7, 35
フェニトイン　68
フェニレフリン　66
フェノバルビタール　65
フルオロウラシル　89
ブドウ球菌　133
ブドウ糖　7, 41, 58
ブローカ中枢　9, 10
プロスタグランジン　79
プロトンポンプ阻害薬　79, 80
プロラクチン　27
不活化ワクチン　139
不感蒸泄　**45**, 47
不随意運動　10, 11
不飽和脂肪酸　56
浮腫　101
風疹ウイルス　144
副交感神経　**15**, 16, 66
副甲状腺ホルモン　29
複雑骨折　124
腹式呼吸　20
副神経　12
副腎　30
副腎皮質ステロイド　30, 81
副腎皮質ステロイド薬　77

副腎皮質ホルモン　81
副腎皮質刺激ホルモン　27

へ

ヘリコバクター・ピロリ菌　80
ヘルパーT細胞　138
ヘンレ係蹄　41, 42
ベンゾジアゼピン　65
ペニシリン系抗生物質　83
ペプシノーゲン　3
ペプシン　3, **4**
ペラグラ　54
平衡感覚　10, 11
扁平上皮癌　106, 109, 111
鞭毛　131, 134

ほ

ホメオスタシス　46, 49
ボツリヌス菌　134
ポリエン系抗真菌薬　86
ポリオ　145
ポリオウイルス　144
胞状奇胎　90, **120**
膀胱癌　89
乏尿　47
発疹チフス　147
発疹熱　147

ま

マイトマイシンC　90
マクロファージ　138
マクロライド系抗生物質　84
マラリア　148
マルターゼ　58
マルトース　58
麻疹ウイルス　144
末梢神経　12
慢性炎症　103

む

ムチン　2
ムンプスウイルス　144
無尿　47

肋骨　37

わ

ワクチン　139

め

迷走神経　12, 13
滅菌　136
免疫　138

も

門脈　6, 25

や

夜盲症　55

よ

予備吸気量　19
予備呼気量　19
与薬　62
腰神経　13

ら

ランソプラゾール　80
卵巣癌　90
卵胞刺激ホルモン　27

り

リケッチア　147
リドカイン　69
リノール酸　56
リノレン酸　56
リパーゼ　7
リファンピシン　84
リンパ　32, **34**
リンパ系の構造と機能　32
リンパ行性転移　107
リン酸コデイン　65, 78
利尿薬　73
良性腫瘍　105
緑膿菌　131

れ

レセルピン　67
レンサ球菌　133

ろ

ロタウイルス　144

看護国試シリーズ
みるみるナーシング基礎医学

1994年 2月 4日	第1版第1刷発行
1995年 6月20日	第2版第1刷発行
1996年 7月 2日	第3版第1刷発行
1996年12月26日	第3版第2刷発行
1997年 3月 3日	第3版第3刷発行
1997年 5月30日	第3版第4刷発行
1998年 1月27日	第3版第5刷発行
1998年 4月30日	第3版第6刷発行
1998年11月20日	第3版第7刷発行
1999年 6月 8日	第3版第8刷発行
2000年 4月28日	第4版第1刷発行
2001年 1月26日	第4版第2刷発行
2001年 4月19日	第4版第3刷発行
2002年 6月19日	第4版第4刷発行
2003年 9月11日	第4版第5刷発行
2005年12月26日	第4版第6刷発行
2007年 7月 9日	第5版第1刷発行
2010年 1月28日	第6版第1刷発行
2014年 1月15日	第7版第1刷発行

編　集　テコム編集委員会
発　行　株式会社　医学評論社
　　　　〒169-0073　東京都新宿区百人町
　　　　1-22-23　新宿ノモスビル2F
　　　　TEL 03（5330）2441（代表）
　　　　FAX 03（5389）6452
　　　　URL http://www.igakuhyoronsha.co.jp
印刷所　株式会社　新晃社

ISBN978-4-86399-226-9 C3047

看護国試シリーズ
みるみる

疾患と看護	第6版	定価(本体2,800円+税)
母性看護	第4版	定価(本体1,600円+税)
小児看護	第5版	定価(本体1,800円+税)
老年看護	第4版	定価(本体1,800円+税)
精神看護	第4版	定価(本体1,800円+税)
基礎看護	第4版	定価(本体2,400円+税)
在宅看護	第4版	定価(本体1,600円+税)
解剖生理	第3版	定価(本体2,400円+税)

看護国試シリーズ
みるみるナーシング

基礎医学	第7版	定価(本体1,200円+税)
公衆衛生2014		定価(本体1,600円+税)

★ラ・スパ2014★
国試合格への切り札はコレだ！

看護師国試頻出の重要項目280をわかりやすく解説！
過去問と予想問題で総チェック＆力だめし！
定価(本体2,600円+税)

医学評論社